中原历代中医药名家文库

主编 许敬生

中医名家珍稀典籍校注丛书

伤寒补亡论校注

〔宋〕郭雍 撰

牛宝生 周利 谢剑鹏 校注

河南科学技术出版社

·郑州·

图书在版编目（CIP）数据

《伤寒补亡论》校注 /（宋）郭雍撰；牛宝生，周利，谢剑鹏校注. ——郑州：河南科学技术出版社，2014. 7(2024. 8重印)
ISBN 978-7-5349-6832-7

Ⅰ. ①伤… Ⅱ. ①郭…②牛…③周…④谢… Ⅲ. ①《伤寒论》-研究 Ⅳ. ①R222. 29

中国版本图书馆 CIP 数据核字（2014）第 122530 号

出版发行：河南科学技术出版社
地址：郑州市郑东新区祥盛街27 号　　邮编：450016
电话：（0371）65788613　65788629
网址 www. hnstp. cn

策划编辑：李喜婷　马艳茹
责任编辑：邓　为
责任校对：崔春娟
封面设计：张　伟
版式设计：若　溪
责任印制：朱　飞
印　　刷：永清县晔盛亚胶印有限公司
经　　销：全国新华书店
幅面尺寸：185 mm×260 mm　　印张：16. 75　　字数：208 千字
版　　次：2014 年 10 月第 1 版　　2024 年 8 月第 2 次印刷
定　　价：98. 00 元

“中原历代中医药名家文库” 编委会

中原历代中医药名家文库（典籍部分）

主　　编　许敬生

副 主 编　冯明清　侯士良　卢丙辰　刘道清

学术秘书　马鸿祥

序

河南省地处中原，是中华民族优秀文化发祥地，从古及今，中原大地诞生许多杰出之士，他们的文化精神和伟大著作，一直指引着中华民族科学文化的发展与进步。老子、庄子、张衡、许慎、杜甫、韩愈等伟大思想家、科学家、文字学家、诗人、文学家在中国文化史上，做出伟大贡献。诞生于南阳的医圣张仲景两千年来以其《伤寒论》《金匮要略》一直有效地指导着中医理论研究与临床实践。中原确为人杰地灵之区。

河南省诞生许多著名中医学家，留下大量优秀中医著作。北宋淳化三年编成之《太平圣惠方》卷八收录《伤寒论》，为孙思邈所称"江南诸师秘仲景要方不传"残卷秘本，可觇辗转传抄于六朝医师手中的《伤寒论》概貌。《伤寒补亡论》作者郭雍，从父兼山学《易》，事载《宋元学案·兼山学案》，以治《易》绪馀，精究宋本《伤寒》，其书可补宋本方剂之不足、条文之缺失，可纠正《伤寒卒病论》"卒"字之讹，谓"卒"是"杂"字俗写而讹者，郭书对研究考证宋本《伤寒论》甚为重要。丛书所收诸家之作，大多类此。

中医发展，今逢盛世。河南科学技术出版社高瞻远瞩，不失时机地将河南省历代中医药名家著作精选底本，聘请中医古代文献专家许敬生教授担任主编，组织一批专家教授进行校勘注释予以出版，这对于继承和发展中医药事业具有重大意义。本书汇集之作，皆为中医临床及理论研究必读之书。读者试展读之,必知吾言之不谬。

振兴中医,从读书始。

北京中医药大学　钱超尘

2014 年 1 月 1 日

前 言

中原是华夏文明的主要发祥地，光辉灿烂的中原古代文明造就了丰富多彩的中医药文化。

中州自古多名医。在这块土地上，除了伟大的医圣张仲景之外，还产生了许多杰出的医学家。早在商代初期，就有商汤的宰相伊尹著《汤液》发明了汤剂。伊尹是有莘国（今河南开封县，一说是嵩县、伊川一带）人。早期的医方大家、晋朝的范汪是颍阳（今河南许昌）人，一说南阳顺阳（今河南内乡）人，他著有《范汪方》。较早的中医基础理论著作《褚氏遗书》的作者、南朝的褚澄是阳翟（今河南禹州）人。唐代的针灸和中药名家甄权是许州扶沟（今河南扶沟）人，寿103岁。唐代名医张文仲为高宗时御医，是治疗风病专家，曾著《疗风气诸方》，为洛州洛阳（今河南洛阳）人。对痨病（结核病）提出独到见解，著有《骨蒸病灸方》一卷的崔知悌是许州鄢陵（今河南鄢陵）人。中国现存最早的食疗专著《食疗本草》的作者，唐代的孟诜是汝州（今河南汝州）人。北宋著名的医方类书《太平圣惠方》的作者王怀隐是宋州睢阳（今河南商丘）人。宋代著名的儿科专家阎孝忠是许昌（今河南许昌）人，他为恩师编写《小儿药证直诀》一书，使儿科大师钱乙的学说得以传世。北宋仁宗时，“校正医书局”中整理古医书的高手有好几位河南人。如撰《嘉祐本草》的掌禹锡为许州郾城（今河南漯河市郾城区）人，完成《重广补注黄帝内经素问》的孙兆、孙奇，均为卫州（今河南卫辉）人。北宋医家王贶是考城（今河南兰考）人，著有《全生指迷方》，《四库全书提要》评价说："此书于每证之前，非惟详其病状，且一一详其病源，无不辨其疑似，剖析微茫，亦可为诊家之枢要。"北宋末期的著名医家、《鸡峰备急方》（又称《鸡峰普济方》）的作者张锐是郑州（今河南郑州）人。南宋的伤寒大家，《伤寒补亡论》的作者郭雍是洛阳（今河南洛阳）人。南宋法医学家郑克是开封（今河南开封）人，他著的《折狱龟鉴》是与宋慈的《洗冤集录》齐名的一部法医著作。金元四大家之一，攻下派的代表金代张子和是睢州考城（今河南兰考县，一说民权县）人。元代名医滑寿祖籍是襄城（今河南襄城县）人，他著有《读素问钞》《难经本义》，对《黄帝内经》和《难经》的研究做出了巨大贡献；他著的《诊家枢要》和《十四经发挥》分别是诊断学专著和针灸专著，均在中医发展史上占有光辉的一页。明太祖朱元璋的五皇子朱橚，就藩在开封，为周定王，他著的《救荒本草》，以河南的灾荒为背景写成，开创了对野生可食植物的研究，对后世产生了深远影响。著名的医史专家、明代的李濂是祥符（今河南开封）人，他的《医史》十卷，是我国首次以"医史"命名的医学史专著，书中为张仲景、王叔和、王冰等人补写了传记。清代名医，《嵩崖尊生全书》的作者景日昣，是登封（今河南登封）人。清代温病学家的北方代表人物、《寒温条辨》的作者杨栗山是中州夏邑（今河南夏邑）人。清代著名的植物学家吴其濬，是河南固始县人，他撰写的《植物名实图考》和《植物名实图考长编》，不仅是植物学的名著，也是继《本草纲目》后最重要的本草类著作，对世界医学曾产生过重要影响。还有很多很多，不再一一列举。据不完全统计，史传和地方志中有籍可考的河南古代医家多达1000余人。《周易·系辞上》曰："子曰：'书不尽言，言不尽意'。"这些著名的医家，犹如璀璨的群星，照亮了中医学发展的历史道路。

粤稽往古，从火祖燧人氏点燃华夏文明之火，改变了先民的食性，到酒圣杜康发明酿酒，促进了医药的发展；从殷墟甲骨文到许慎的《说文解字》，作为中医药文化载体的汉字，其发展过程中的主要阶段得以确立和规范；从伏羲制九针、岐黄论医道，创立岐黄之学，到伊尹著《汤液》，创中医汤剂；从道圣老子尚修身养性、庄子倡导引养生，到医圣仲景论六经辨证而创经方，确立辨证论治法则，成为中医学术的核心思想和诊疗模式，中医的经典著作《黄帝内经》《伤寒杂病论》《神农本草经》等纷纷问世；从佛教于汉代传入中国，直到禅宗祖庭少林寺融禅、武、医于一体而形成的禅医文化，这一切均发生在中原大地。

寻根溯源，我们深深感到是光辉灿烂的中原文明，孕育了中华瑰宝——中医药文化。经过几千年的历史积淀，中医药文化在中原文明的沃土中生根开花、发展壮大，并从儒、道、释及华夏文明的多个领域中汲取精华和营养，逐渐在九州大地兴旺发达，一直传到五洲四海，为华夏文明增添了绚丽的色彩，为人类的健康做出了杰出的贡献。作为后人，作为中医药文化的传承者，不能忘记，这是我们的历史，这是我们的根脉。

中原古代医药名家留下的宝贵著作，积淀了数以千年的中医精华，养育了难以计数的杏林英才。实践证明，中医的成才之路，除了师承和临证以外，读书是最基本的路径。

为了保护和传承这笔宝贵的文化财富，让广大读者顺利阅读这些古籍，并进一步深入研究中原医学，我们组织了一批中医专家和从事中医文献研究的专家，整理编写了这套《中原历代中医药名家文库·典籍部分》。计划出版40余部，首批校注出版19部，随后陆续整理出版。此套丛书，均采用校注的形式，用简化字和现代标点编排，每本书前都有对该书基本内容和学术思想的介绍及校注说明，在正文中随文出校语，做注释，注文力求简明扼要，以便读者阅读。

对中医古籍的整理研究，既是对中医学术的继承，又是对中医学术的发展；既是对前人经验的总结，又是对后人运用的启示；既可丰富基础理论，又可指导临床实践。其意义深远，不可等闲视之。为了“振兴中医”和实现“中原崛起”这伟大的历史使命，我们这些生于斯、长于斯的中原中医学子，愿意尽一点绵薄之力。当然，由于水平所限，难免会出现一些缺点和错误，恳请学界同道和广大读者批评，以便我们及时修正。

此套丛书得以付梓，要诚挚感谢河南科学技术出版社的汪林中社长、李喜婷总编、马艳茹副总编等领导和医药卫生分社的同志们，是他们的远见卓识和辛勤劳作玉成了此事。承蒙著名中医文献专家、北京中医药大学钱超尘教授在百忙中为本套丛书作序，深表谢意。时值辞旧迎新之际，祝愿我们的中医事业永远兴旺发达。

许敬生

2014 年 1 月 5 日

于河南中医学院金水河畔问学斋

郭雍与《伤寒补亡论》

一、内容提要

《伤寒补亡论》二十卷（其中卷十六明代即亡佚，实存十九卷），南宋·郭雍撰于1181年。

作者鉴于当时所见《伤寒论》有所残缺，遂取《素问》《灵枢》《千金方》《类证活人书》等医著，以及庞安时、常器之等诸家学说予以辑佚补充，并参合个人见解进行补充而成，故命名为“补亡”。该书的编次与一般《伤寒论》传本不同，且内容也有所扩充。其主要特点是以问答形式，阐发仲景《伤寒论》之蕴义，广采《内经》《难经》等经典之论及诸名家之说，以补充《伤寒论》所未尽或未备之处。虽然郭氏所补，未必尽合《伤寒论》原意，但这种研究方法，不无参考价值。

该书尤为可贵的是对仲景原论中有论而无方的条文，补以庞、常两家之说，并将作者的见解校补于后，以供学者借鉴。对于学习、研究《伤寒论》者，及中医临床医生可提供参考。

二、校注说明

《伤寒补亡论》现行流传于世的版本不多。此次校勘整理工作，根据中国古籍图书目录选用清·道光元年辛巳（公元 1821 年）重校心太平轩藏本为底本。以清·宣统元年（公元 1909 年）吴重熹辑《豫医双璧》书中的《伤寒补亡论》二十卷（简称豫医双璧本），并参考清·宣统三年辛亥（公元 1911 年）武昌医馆重校心太平轩本《伤寒补亡论》等，进行了校勘整理。由于本书涉及引用医家的论述较多，在此基础上又参考《伤寒论》《金匮要略》《千金要方》等医籍，并参阅了 1959 年 9 月上海科学技术出版社出版的《伤寒补亡论》（简称上科本）、1994 年 5 月人民卫生出版社出版的《伤寒补亡论》（简称人卫本）。校勘方法，采取了对校、本校、他校、理校四校法，四种校法综合运用，在结合本校时，贯穿理校。有校必记，凡改动底本上的任何一个字，一律出校记。底本与校本文字不同，据文义若疑底本有误，则原文不动，出校记存疑。底本与校本文字不同，但二者义皆可通，校本有参考价值者，则原文不动，在校记中说明互异之处，提出可参或提示何说义胜。底本与校本文字相同，但按文义疑有讹、脱、衍、倒文等现象，原文不动，出校记说明。

1. 底本与校本不一致，而错讹、脱漏、衍文、倒文者，一般不在原文中改正，而出校记说明。无法确定者则存疑。

2. 原书异体字、通假字、古字，或前后用字不一者，一般予以训释。版蚀湮灭之处，据校本补出，无法补出者则存疑。

3. 对文中一些疑难的字、词、句，简略予以注释。注文排列于该页之下，与同页校勘之文字，以统一的序号顺序排列。

4. 本书用简体字横排，以便读者阅读。对有关字词做以下处理：

底本中频繁出现的异体字，如：鞕（鞭）——硬，澁、濇——涩，蚘——蛔，踈——疏，欬——咳，悮——误，洩——泄，煖——暖，溷——混，寔——实等，径改为正规简化字。

5. 几点说明

（1）底本清·道光元年辛巳重刊心太平轩藏本一书，前缺徐锦之序，因本书系徐锦刊刻本，依据主校本之苏州锡承医社刊印本补徐序在前。

（2）关于底本之跋，“朱子跋郭长阳医书”，原居于篇首第二，今据中医古籍整理条例要求，将此移于卷后，以全书排列次序。又因底本缺范洵之跋，今据主校本之苏州锡承医社刊印本补之于卷末，以供参阅。

（3）原底本卷十四“阳毒五条”及卷二十“小儿疮疹下十八条”二节中有缺文，主校本记载与底本相同，其缺文内容目前尚无法查考，今按“中医古籍整理条例要求”以［　］符号表示之，待今后进一步查考。

（4）校勘时，将底本的目录，与正文中每卷的标题，进行了一一核对，凡正文中标题有误者，均据目录改之。

徐[1]序

余幼习医，凡足以羽翼[2]仲圣《伤寒论》者，无弗究心[3]，即知宋有常器之[4]、庞安常[5]、郭白云[6]三先生。常氏之书，世无传本。庞氏刻本已鲜[7]，家藏抄本，亦多缺误。原本藏江村袁氏，后归顾抱冲，抱冲殁[8]，归员峤黄氏。近将梓[9]而寿世[10]也。至郭氏《补亡论》，予家旧藏抄本，熟读寻绎[11]，有年所矣。是书重刻于明之季世，观青田刘公序文，知是时已将失传，苟非重刊，至今泯没久矣。余年逾六十，崦嵫[12]晚景，身世匆匆。爰[13]属[14]及门[15]暨儿辈，详为校核，付之枣梨[16]，亟为流传，将使古人羽翼仲圣之苦心，不湮[17]于今日，亦斯道之幸也。夫一切详于凡例，剞劂[18]告竣，因徇及门之请，复弁[19]数语于简端，愿与同志者质之，是为序。

道光元年[20]岁在辛巳至日[21]长洲[22]后学徐锦识[23]

【校注】

① 徐：徐锦（？ —1824 年），清代医家。字奉直，一字炳南，号淡安。长洲（今江苏苏州）人。曾校刊《金匮翼》《伤寒补亡论》等，辑《奇病录》三卷（1840 年），著《千金方管见》（已佚）《心太平轩医案》（抄于 1851 年）等。

② 羽翼：帮助、辅助。

③ 究心：专心研究。

④ 常器之：宋代医家，名颖士。北宋时已有医名，南宋绍兴二十四年（1154年）前后为国医。精于伤寒诊治，研究《伤寒论》颇有造诣。郭雍《伤寒补亡论》多引用其说。

⑤ 庞安常：北宋著名伤寒学家庞安时，字安常。代表著作《伤寒总病论》。

⑥ 郭白云：即郭雍，字子和，号白云。早年从父学儒，后专心钻研医书，尤致力于伤寒，晚年撰《伤寒补亡论》。

⑦ 鲜：少。

⑧ 殁（mò 末）：死。

⑨ 梓：印书的木板。此指印刷出版。

⑩ 寿世：使世人长寿。

⑪ 寻绎：研求，探究。

⑫ 崦嵫（yānzī 烟子）：山名，在甘肃省。古代常用来指日落没处。此喻晚年。

⑬ 爰：于是。

⑭ 属：同“嘱”。嘱咐。

⑮ 及门：指正式拜师求学的弟子。

⑯ 枣梨：古代木板印书，多用枣木梨木等硬质木材。此指印刷出版。

⑰ 湮：埋没。

⑱ ▮劂（jī jué 机觉）：雕板；刻书。

⑲ 弁：放在前面。

⑳ 道光元年：公元1821年。

㉑ 至日：即冬至日。

㉒ 长洲：苏州的古称和别称。

㉓ 识（zhì 志）：记。

明重刊《补亡论》序

夫人禀阴阳五行而有生，乃以寒暑七情而伤其形，卒不免于夭殇[1]，以至不能保，夫造物之所畀[2]也。圣人出而悯焉，为之尝百草而设其治，著《灵》《素》诸经而阐其理。既而有仓公、华佗、扁鹊、仲景诸君，相继著论，以晰其治，于此道益明，而术益精，人民之有疾者，可赖以保其生矣。无如[3]岁久人湮[4]，书帙[5]沦丧，读者每慨其文理未贯，精义不彰[6]。前宋代中州有郭白云者，兄弟名医，穷经探索，洞彻病情，每三复仲景之书，而叹其亡失，乃更阐其奥，而发其微，作《补亡论》[7]一书以全其义。其于两感、阴阳交[8]、阴阳易[9]及痓痉等论，尤为详切精博，真可谓发前人之所未发，令读者心目一清，足补仲景之残缺。惟是宋时刻本，传至元纪[10]，兵火之间，又复亡[11]其第十六卷中数十条，其间妙义精论，尽皆湮没不可复闻，良可惜哉！其所存十九卷有余，若不寿之梓，安知其不再亡失耶！俾生民之有疾痛者，何所赖以获免，夫夭殇保全，其造物所畀乎。兹刻也，亦同于神农、黄岐之用心也矣。是为序。

大明万历甲戌[12]仲春嗣开国翊运守正文臣资善大夫前奉

敕提督操江历掌南京前后左右督府事侍卫护军诚意伯芝田[13]刘世延题

【校注】

① 夭殇：夭折早死。殇，未成年而死。

② 畀（bì 毕）：给予。

③ 无如：无奈。

④ 湮：埋没。

⑤ 书帙（zhì 至）：书籍，书卷。帙，书套，书函。

⑥ 彰：显明。

⑦ 《补亡论》：即《伤寒补亡论》。

⑧ 阴阳交：语出《素问·评热病论》。热病出汗后，仍发热，脉躁疾，发热和脉象不因出汗而见和缓，反有狂言、不能食的症状，前人认为这是阳邪交入于阴分，消耗阴气所致，故名。属危重证候。

⑨ 阴阳易：语出张仲景《伤寒论》。"伤寒，阴阳易之为病，其人身体重，少气，少腹里急，或引阴中拘挛，热上冲胸，头重不欲举，眼中生花（花，一作眵）。"

⑩ 元纪：元代。

⑪ 亡：失。

⑫ 大明万历甲戌：公元1574年。

⑬ 芝田：青田的别名。

⑭ 刘世延：诚意伯刘基十一世孙，青田人。嘉靖末，南京振武营兵变，世延掌右军都督府事，抚定之。万历三十四年（1606年），坐罪论死，卒。

朱子[1] 跋郭长阳[2] 医书

绍熙甲寅[3]夏，予赴长沙道过新喻，谒见故焕章学士谢公昌国于其家。公为留饮，语及长阳冲晦郭公先生，言行甚悉，因出医书、历书数帙曰："此先生所著也。"予于二家之学，皆所未习，不能有以测其说之浅深，则请以归，将以暇日熟读而精求之。而公私倥偬[4]，水陆奔驰，终岁不得休，复未暇也。明年夏，大病几死，适[5]会故人子王汉伯纪自金华来访，而亲友方士繇伯谟亦自籍溪来，同视予疾。数日间，乃若粗有生意，间及谢公所授长阳医书，二君亟请观焉。乃出以视之，则皆惊喜曰："此奇书也！"盖其说虽若一出古经，而无所益损。然古经之深远浩博难寻，而此书之分别部居易见也。安得广其流布，使世之学为方者，家藏而人诵之，以知古昔圣贤医道之源委[6]，而不病[7]其难耶。予念蔡忠惠公之守长乐，疾[8]巫觋主病蛊毒杀人之奸，既禁绝之，而又择民之聪明者，教以医药，使治疾病，此仁人之心也。今闽帅詹卿元善实补蔡公之处，而政以慈惠为先，试以语之，倘有意耶。亟以扣之，而元善报曰："敬诺。"乃属[9]二君雠[10]正刊补，而书其本末如此以寄之，抑予尝谓古人之于脉，其察之固非一道。然今世通行，唯寸关尺之法为最要，且其说具于《难经》之首篇，则亦非下俚俗说也，故郭公此书，备载其语，而并取丁德用[11]密排三指之法以释之，夫《难经》则至矣。至于德用之法，则予窃意诊者之指有肥瘠，病者之臂有长短，以是相求，或未得为定论也。盖尝细考经之所以分寸尺者，皆自关而前卻，以距乎鱼际尺泽，是则所谓关者，必有一定之处，亦若鱼际尺泽之可以外见而先识也。然今诸书，诸无的然[12]之论，唯《千金》以为寸口之处，其骨自高，而关尺皆由是而却取焉。则其言之先后，位之进退，若与经文不合，独俗间所传脉诀五七言韵语者，词最鄙浅，非叔和本书明甚，乃能直指高骨为关，而分其前后以为寸尺阴阳之位，似得《难经》本指。

然世之高医，以其赝[13]也，遂委弃而羞言之。予非精于道者，不能有以正也，姑附见其说于此，以俟[14]明者而折中[15]焉。

庆元元年乙卯岁[16]五月丙午鸿庆外史新安朱熹

【校注】

① 朱子：南宋理学家朱熹。

② 郭长阳：即郭雍。因郭雍一生隐居湖北长阳，以平生之力精研易、医以及兵法、历学，成为当时有名的学者，故称郭长阳。

③ 绍熙甲寅：即公元1194年。

④ 倥偬（kǒngzǒng 孔总）：事情急迫匆忙。

⑤ 适：恰巧。

⑥ 源委：本末。

⑦ 病：担忧。

⑧ 疾：痛恨。

⑨ 属：同“嘱”。嘱咐。

⑩ ▮：“仇”。校对文字。

⑪ 丁德用：北宋医家。因鉴于唐杨玄操《黄帝八十一难经注》文字深奥，于宋嘉佑年间加以补注，凡经文隐奥者均加绘图说明，撰《难经补注》5卷。

⑫ 的然：清楚明白貌。

⑬ 赝：伪造的。

⑭ 俟：等待。

⑮ 折中：原指对不同的意见进行调和。此为“指正”之意。

⑯ 庆元元年乙卯岁：即公元 1195 年。庆元，南宋宁宗赵扩的年号。

仲景《伤寒补亡论》自序

《素问》曰："病为本，工为标，标本不得，邪气不服。"又曰："标本已得，邪气乃服。"夫所谓标本者，一体本末之事。今病与工，自非一体，何其言标本也？盖谓某病为本，则以治某病者为标，因其本而治其标，则工与病，自成一家矣。且如病伤寒者，以伤寒为本，则亦以能治伤寒之工为标，此所谓标本已得，邪气乃服也。如以伤寒为本，而以能治痹疝之工为标，则标本不相得，邪气何缘可服哉！《素问》论此，乃以得不得为言，圣哲之意可见，况病有轻重，工有高下，重病须高工，亦谓其标本相得也。扁鹊曰："人之所患患疾多，医之所患患道少。"道少疾多，此标本之所难相得也。凡病固皆难，惟伤寒为特甚。盖人之疾痛，或在皮肤，或肌肉，或骨髓，或五脏六腑，著[①]则久而不去，未有入经与经气流通者。惟伤寒之毒，能入大经，与经气相搏，经气不能胜，反藉[②]经隧恣意攻人，人为之拱手待毙。昔之所谓流注血气，生养人命之经，今化为寒温热毒，毒人生命之经矣。是岂他疾之比哉？故自古以为难治之疾，方其疾作之始，日传一经，初传之际，证或难辨，用药尚疑，当是之时，其工在明；及传证之始，急于用药，犹豫则差，其工在断；一经既过，又将别传，新故相乱，其工在审。为之工者，自非六日之传，昭然豫判于胸中，亦未易酬对。三阴三阳之变，彼如疾风骏马，过不暂停，而欲逐其后而攻之，谬矣！况有异气间袭，变动随出，或表或里，超然若神，不可以常拘者，将何应之？故仲景曰：阴阳虚实之交错，其候至微，发汗吐下之相反，其祸至速。信斯言也！自非心精学博，机运无穷，未有不触途面墙，倒行逆施者。此所谓贵于标本相得，而后邪气乃服也。惟其最为难治，故自张长沙以来，特为注意，辨析毫厘，动辄十数万言以训后世。今《医方论》[3]说，复无详于伤寒者，昔云难治之病，今反为晓然易见之疾，患在常人苟且，不诵其书耳。则书之为后人利，岂不溥[4]哉。是以陶隐居[5]称仲景之书为众方之祖，孙真人叹其特有神功，良有以也！雍[6]之仲兄，字子言，尝通守夷陵、秭归[7]二郡。幼以多疾喜方，遍访名医，时尚及见常器之、康醇道辈，遂悟医。师氏[8]之学既久，深得于仲景之论，每叹此学大难穷尽。今则其道将绝，时为雍言之。雍初得闻仲景之书，未甚领略，渐磨日久，及老后笃好之，叹已晚矣。昔仲景感往昔之沦丧，伤横夭之莫救，乃撰《伤寒杂病论》。雍之用心，亦复为此。虽学识疏略，无高人之见，而一言一事，上必有所本，中必得于心，而后敢笔之于书。尽去世俗妄论欺惑之术，常如天地父母临其上，庶几[9]后世复有扬子云[10]，始知雍言之不谬也。今所论次，自岐黄以及近代诸书，凡论辨、问答、证治，合一千五百余条，总五万言，分七十余门，集成论说二十卷，方药五卷。雍闻医家有好事，或三十年而著[11]论，或二十载而成书，其用心精专，故足以垂世。如雍行年八十，日暮途远，志在速成，安能久于斯道，是以不逾年而略举大纲，亦由前人之述已备，继踵有作，不过书札之力而已，未能免疏略牴牾[12]也。后之君子，或怜其衰晚昏谬，疏其失而正之，以成其美，此诚有望焉。嗟乎！予生不辰，上不得见张长沙、孙真人，北面抠衣[13]而请；下不得进于庞[14]、朱[15]二氏之前，独抱遗书呻吟于深山穷谷之间，啜菽饮水而不厌焉者，乐在其中矣。昔孔子多能鄙事，子夏虽小道必观，圣贤尚且不废，况后人乎！幸不以猥吝见黜[16]也。

淳熙八年[17]岁在辛丑暮春之月河南郭雍谨叙

近世诸家伤寒书，如高文庄[18]《伤寒类要》，未得本；庞、朱二氏，传世已久；常器之《补治论》，虽略有传，而不得善本。今有文阙者补之，讹舛[19]者正之，疑不敢用者去之，庶不累其名。后来者惟王仲弓[20]监丞一书，颇有发明，遇前人阙则取之。自此而下，非所当录，虽有传于世者，未足为后世不刊之说[21]也。

【校注】

① 著 zhuó：附着。

② 藉本字是“借”的繁体字，可在正文中用简化字“借”。因本书排版为简体。同借。凭借。

③《医方论》：医方著作。四卷。清·费伯雄撰。刊于1865年。

④ 溥（pǔ 普）：广大。

⑤ 陶隐居：即陶弘景。南朝宋梁间著名医药学家，字通明，自号华阳隐居。

⑥ 雍：郭雍。此为郭雍自称。

⑦ 秭（zǐ 子）归：县名，今在湖北省西部。

⑧ 师氏：指上文常器之、康醇道等人。

⑨ 庶几：也许可以。表希望、推测之词。

⑩ 扬子云：西汉文学家扬雄，字子云。此喻高明的人士。

⑪ 著：著述，撰写。

⑫ 牴牾（dǐwǔ 抵吾）：抵触。

⑬ 抠衣：见尊者提起衣服的前襟，以示恭敬。

⑭ 庞：庞安时，宋代著名的伤寒学者之一。

⑮ 朱：此指朱肱，宋代医家，著《南阳活人书》二十卷，对张仲景学说有所发挥

和补充。

⑯ 黜（chù　触）：废，去掉。

⑰ 淳熙八年：公元 1181 年。

⑱ 高文庄：宋代医家。郓州（今山东东平）人。精医术，尤擅伤寒。受其影响，故当地多医，如董汲、刘寅等人，皆精于仲景方术，治病多验。

⑲ 讹舛（é chuǎn　俄喘）：错乱。

⑳ 王仲弓：宋代医学家，著有《伤寒治要》一书。

㉑ 不刊之说：即“至理名言”之意。刊，修改。

凡例

一此书悉以仲景本论为主，然仲景之书残缺已久，其伤寒中所有之证，及他证之类伤寒者，本论未备，则取《千金书》《活人书》及庞氏、常氏之说，合于仲景者补之，故曰补亡。

一此书久无刊本，其第十六卷，明时已缺，见于刘氏序文，抄录相沿，更多鱼豕[①]。兹收集诸本，校刊确审，其谬误者，则改正之；其无从考订者，则书"下原文缺"四字，间有上下文义全不连属，留之适以滋惑者，竟割爱一二语，意在传信，非敢妄易前人也。

一此书分条别类，欲便初学观览，故有仲景一论而数门重出者，不厌繁琐，诚嘉惠后学之心，今概从其旧，不敢因其复而删之。

一原序中本有方药五卷，今传写已失，然论列诸方，出于《伤寒论》者，因属家喻户晓，此外亦多见于《千金方》《活人书》，易于查考，故不复补入，恐转失其真也。

一《伤寒论》原文，多有大同小异，其一论而分载数门者，互有详略，更有叔和之言称为仲景之论者，以叔和编次，附入已说，难于一一辨别，今俱仍之。

一原序言分七十余门，一千五百余条，今共得六十四门，内缺一卷故也。其条数多寡，有校合不符者，悉为更定，共得一千四百余条，与原序之数少百条左右，合所缺一卷揣之，大致以不相悬。

—宋时士大夫多留心于医，郭氏本以理学名家，而所述医书，皆历代相传之正法，其有裨[②]斯道[③]不浅。自前明刘氏锓板[④]后，流传日少，惧其淹没，急为付梓。倘有博古君子，家藏善本，更出而订其讹，补其缺，幸甚幸甚。

后学徐锦谨识

【校注】

① 鱼▮：指书籍在传写或刻印过程中的文字错误。

② 裨（bì 闭）：补益，益处。

③ 斯道：此道。指医学道理。

④ 锓（qǐn 寝）板：刻书板。

目录

卷　一

伤寒名例十问

问曰：伤寒之名何也？王叔和撰次张仲景之言曰：冬时严寒，万类深藏，君子[①]固密，则不伤于寒，触冒之者，乃名伤寒耳。其伤于四时之气，皆能为病，以伤寒[②]为毒者，以其最成杀厉之气也。

问曰：伤寒亦名热病何也？《素问》三十一篇曰：热病者，皆伤寒[③]之类也。又曰：人之伤于寒，则为病热。故《素问》皆谓之热病。而三十二篇有肝热病、心热病、脾热病、肺热病、肾热病之名，及其病证刺法也。

问曰：伤寒有五何也？《难经》五十八难曰：伤寒有五，有中风，有伤寒，有湿温，有热病，有温病是也。何以一病而有五名也？雍[④]曰：其病皆伤于寒，其为病皆热则一也。然而有五名者，因四时之变气而言也。冬有风寒二证，故冬为中风，为伤寒；春为温病，夏为暑病，亦曰热病；秋为湿温。此皆重感于四时之气，故异其名也。总而言之，则皆曰伤寒，曰热病。故王冰言：论其发病，皆为伤寒致之是也；谓之热者，其证皆热也。

问曰：何以谓之温病？《素问》三篇曰：冬伤于寒，春必温病。故王叔和述仲景之言曰：中而即病者，名曰伤寒。不即病者，寒毒藏于肌肤，至春变为温病，至夏变为暑病。暑病者，热极重于温也。是以辛苦之人，春夏多温热病，皆由冬时触寒所致，非时行之气也。《素问》所谓热病，谓四时之病，其病皆热也。后世以暑病为热病者，谓夏时之气热，最重于四时之热也。

问曰：时行之气何如？叔和述仲景之言曰：《阴阳大论》曰，春气温和，夏气暑热，秋气清凉，冬气冰冽，此则四时正气之序也。如春时应暖而反大寒，夏时应大热而反大凉，秋时应凉而反大热，冬时应寒而反大温，此非其时而有其气也。人感非时之气，是以一岁之中，长幼之病多相似者，此则时行之气也。

问曰：《素问》言四时之气，更伤五脏何也？仲景、叔和曰：气候有应至而不至，或有未应至而至者，或有至而太过者，皆成病气，亦时行之一也。雍曰：巢元方《病源》以伤寒、时气、温病、热病分为四种。伤寒，冬也；时气，疫也；温病，春也；热病，夏也。虽各具数十候，究其证治，皆不相远。

问曰：古书言岁之所以皆同病者，亦时行乎？雍曰：此则上古谓之岁露也。时行者，失时之和，而中病者也。何以谓之岁露？《灵枢》七十九篇曰：冬至之日，风雨从南方来者，为虚风，贼伤人者也。其以夜半至者，万民皆卧而弗犯也，故其岁民少病；其以昼至者，万民懈怠，而皆中于虚风，故万民多病。此黄帝所谓岁之所以皆同病者，又非失时之和而中病也，故特谓之岁露。

问曰：伤寒之与岁露何如？雍曰：岁露者，贼风虚邪也，因岁露而成伤寒者，其病重而多死。四时伤寒者，因寒温不和而感也，其病轻而少死。上古之书论岁露，自越人⑤、仲景之下，皆不言及之。今虽有遇岁露而死者，世亦莫之辨，皆谓之伤寒时行也。

问曰：有以伤寒温疫为不异者何如？孙真人曰：《小品》云，

古人相传伤寒为难治之疾，时行温疫是毒气之病，而论治者，不判伤寒与时行温疫为异气耳，云伤寒是雅士辞，天行温疫是田舍间号，不说病之异同也。考之众经，其实殊矣。所病不同，方说宜辨，是以略述其要云。

问曰：伤寒何以谓之卒病？雍曰：无是说也。仲景叙论曰，为《伤寒杂病论》合十六卷，而标其目者，误书为卒病，后学因之。乃谓六七日生死人，故谓之卒病，此说非也。古之传书怠堕者，因于字书多省偏旁，书字或合二字为一，故书杂为卒，或再省为卒，今书卒病，则杂病字也。汉刘向校中秘书，有以趙为肖，以齐为立之说，皆从省文而至于此，与杂病之书卒病无以异。今存《伤寒论》十卷，《杂病论》亡矣。

【校注】

① 君子：指懂得养生之道的人。

② 伤寒：指传染性较强的一类疾病。

③ 伤寒：指感受外邪而出现的疾病。

④ 雍：本书作者郭雍自称。下同。

⑤ 越人：即秦越人。战国时期杰出医家。当时人尊之为扁鹊。

叙论五问

问曰：或谓伤寒为横病何也？孙真人云：俗人谓之横病，多不解治，皆云日满自差，以此致夭枉者，天下大半。凡始觉不佳，即须救疗，迄至于病愈，汤饮竞进，折其毒势，自然而差，必不可令病气自在，恣意攻人，拱手待毙也。

问曰：凡有疾不时治何如？仲景曰：凡人有疾，不时即治，隐忍冀差[①]，以成痼疾，小儿女子，益以滋甚。时气不和，便当早言，寻其邪由，及在腠理，以时治之，罕有不愈者。患人忍之，数日乃说，邪气入脏，则难可制止。此为家有患，备虑之要。《外台》[②]作《千金》论云，难可制止，虽和缓亦无能为也。痈疽疔肿，尤其为急，此自养之要也。

问曰：治汤药何如？仲景曰：凡作汤药，不可避晨夜，觉病须臾，即宜便治，不等早晚，则易愈矣。如或差迟，病即传变，虽欲除治，必难为力。服药正如[③]方法，纵意违师，不须治之。

问曰：服汤节度何如？仲景曰：凡发汗，用温暖汤药，其方虽言日三服，若病剧不解，当促其间[④]，可半日尽三服。若与病相阻，即便有所觉。病重者，一日一夜当晬时[⑤]观之。如服一剂，病证犹在，当复作本汤治之。至有不肯汗出，服三剂乃解。若汗不出者，死病也。后有陈廪邱蒸汗法。

问曰：服药四方异宜何如？叔和云：地土温凉，高下不同，物性刚柔，飡[⑥]居亦异。是以黄帝兴四方之问，岐伯举四治之能，以训后贤，开其未悟，临病之工，宜两审之。

【校注】

① 冀差：希望痊愈。冀，希望。差，通瘥，痊愈。

② 《外台》：即王焘的《外台秘要》。

③ 正如：《伤寒论》作“不如”。

④ 促其间：指缩短服药的间隔时间。

⑤ 晬时：即周时，一昼夜24小时。

⑥ 飡：同“餐”。

治法大要九问

问曰：伤寒治法之大要何如？ 仲景曰：凡伤寒之病，皆从风寒得之，始表中风寒，入里则不消矣。 未有温覆而当不消散者。不在证治，拟欲攻之，犹当先解表乃可下之。 若表已解而内不消，非大满。 犹生寒热，则病不除。 若表已解而内不消，大满大实，坚有燥屎，自可除下之，虽四五日不能为祸也。 若不宜下而便攻之，内虚热入，协热遂利，烦躁诸变，不可胜数，轻者困笃，重者必死矣。 华元化[①]曰：伤寒六日入胃，入胃乃可下也。若热毒在外，未入于胃而先下之，其热乘虚入胃，则烂胃也。 其热微者，则赤斑也，剧则黑斑也。 雍曰：此论汗下之宜，即治法之大要也。

问曰：汗下失其宜何如？ 仲景曰：阳盛阴虚，汗之则死，下之则愈。 阴盛阳虚，汗之则愈，下之则死。 夫如是，则神丹安可以误发，甘遂何可以妄攻。虚盛之治，相背千里，吉凶之机，应若影响，岂容易哉。 况桂枝下咽，阳盛则毙，承气入胃，阴盛乃亡。 死生之要，在乎须臾，视身之尽，不暇计日。 此阴阳虚实之交错，其候至微，发汗吐下之相反，其祸至速也。

问曰：表里或至于俱感，汗下不可以并行乎？ 仲景曰：凡两感病俱作，治有先后，发表攻里，本自不同。 而执迷妄意[②]者，乃云神丹、甘遂合而饮之，且解其表，又除其里，言巧似是，其理实违。 夫智者之举措也，常审以慎；愚者之动作也，必果而速。 安危之变，岂可诡哉。

问曰：伤寒日满自差[③]之说果何如？ 雍曰：虽古名人亦有是论，惟张、孙[④]不取也。 许仁则[⑤]言，自心不全，甄别他医，难得精妙，与其误疗也，宁得任之。但能薄滋味，适寒温，将理中冷暖，守过七日，此最为得计，其中事须服药，不可徒然者，惟多日不大便，暂须一转泄耳。雍谓此说固善，然人感疾，轻重难同，幸而所感不重，证循常理，则有是说。假令感疾深重，变证不常，日满则死矣。所以仲景言时气不和，便当早言，及在腠理，以时治之。孙真人言勿令病气自在，恣意攻人，拱手待毙也。岂许氏之言，与有病不治常得中医之说，皆有激而云乎。

问曰：伤寒之初，不当用峻药何如？雍曰：此可谓之良医之言，常闻常器之为初学浅识者有是说矣。仲景之法，有是证则用是药，今曰桂枝证、麻黄证，是当用桂枝、麻黄二汤也。然常人才学明识不逮仲景，则有误在其中，安敢尽用其药？遇桂枝证，则必思桂枝之轻者而用之；遇麻黄证，则必思麻黄之轻者而用之。盖虑脉证有误，须预为之防，得不失仲景大意可也。如因仲景之言，必尽用仲景之剂，不自量力周思，断然无疑，所谓愚者动作，果而速也，鲜不失矣。至如青龙、承气、十枣、陷胸等汤，学浅者尤宜绝口，如其人医道果精深，当一从仲景之言，尚有承气之戒，可不审哉。

问曰：或言伤寒只当看证治之何如？雍曰：经络为先，证脉为次。朱氏《活人书》曰：治伤寒不识经络，如触途冥[6]行，不知邪气之所在。往往病在太阳，反攻少阴；证是厥阴，乃和少阳；寒邪未除，真气受毙。又况伤寒看外证为多，未诊先问，最为有准。孙真人云：问而知之，别病浅深，名为巧医。既得其经，然后切脉，以辨在表在里，若虚若实，以汗下之。古人所以云，问而知之为中工，切而知之为下工也。雍曰：伤寒之疾，其来甚暴，尚为易见，故问外证，切寸口，足以知病之所在。如杂病有难知者，当如古人揆度[7]奇恒之道，未易以一二言也。

问曰：人病伤寒，或无汤药则何如？华元化曰：若无丸散及煎者，但单煮柴胡数两，伤寒时行，皆可服以发汗，至再三发汗不解，当与汤。实者转下之，但当少与，勿令大下耳。雍曰：此须能辨证者，偶在道途间乏药，乃可用之。盖柴胡亦与阴病不相宜也。

问曰：伤寒数种，庸人不能分别者，用药如何？葛稚川[⑧]曰：若初觉头疼、肉[⑨]热、脉洪，起一二日，便作加减葱豉汤：葱白虎口一握，豉一升，绵裹，以水三升，煮取一升，顿服取汗。若不汗，更作，加葛根三两，水五升，煮取二升，分再服。不汗，更作，加麻黄三两，去根节。诸名医方皆用此，更有加减法甚多，江南人多服之。雍尝见北方乏医药处，遇伤寒时气，秦人即饮葱茶，晋人即饮蜜茶，虽甚苟且，亦有应者，后少见损人。葱茶似有理，蜜殊不晓所谓。

问曰：汗不出，有蒸法，何如？陈廪邱云：医经云，连发汗，汗不出者，死病也。吾思之，可蒸也，如蒸中风法，蒸湿之气于外迎之，不得不汗也。后以问张苗[⑩]，苗云：曾有人作事，疲极汗出，卧单簟，中冷得病，但苦寒蹉，诸医与丸散汤，四日之内，凡八过发汗，汗不出。苗令烧地，布桃叶蒸之，即得大汗，于被中就粉傅[⑪]之，使身极燥乃起，便愈。后数以此发汗，汗皆出也。人性有难汗者，非惟病使之然也，蒸之则无不汗出。范汪云：诸病发热恶寒，脉浮洪，便宜发汗，温粉扑之，勿令遇风。当发汗而其人适失血，及大下利，则不可大汗，数少与桂枝汤，使体润漐漐[⑫]汗出连日，当自解。

右[⑬]治法大要，不拘于经，故伤寒总目载之叙论之中，今依论次于叙论之后，其余治法，并各详见于逐经逐证之中。

【校注】

① 华元化：即华佗，又名旉，字元化，东汉末杰出医学家。

② 执迷妄意：《伤寒论》作“执迷用意”。

③ 差：同“瘥”，指病愈。

④ 张、孙：指汉代医学家张仲景和唐代医学家孙思邈二人。

⑤ 许仁则：唐代医学家，著《子母秘录》十卷，见《通志》艺文略。

⑥ 冥：暗昧。《集韵》：冥，“眴视不见”。

⑦ 揆度：揣测。

⑧ 葛稚川：即葛洪，字椎川，自号抱朴子，东晋著名的医药学家。著有《抱朴子》内外编、《肘后备急方》等。

⑨ 肉：豫医双璧本作“内”。

⑩ 张苗：晋代人，雅好医术，善消息诊脉。

⑪ 傅：通“敷”。

⑫ 漐漐：指皮肤潮湿微似有汗。

⑬ 右：以上。古书竖排，由右向左写，故“右”为上，“左”为下。

脉法及刺法六问

问曰：伤寒有五，其脉何如?《难经》五十八难曰：中风之脉，阳浮而滑，阴濡而弱。湿温之脉，阳濡而弱，阴小而急。伤寒之脉，阴阳俱盛而紧涩。热病之脉，阴阳俱浮，浮之而滑，沉之散涩。温病之脉，行在诸经，不知何经之动，各随其经之所在而取之。

问曰：脉之辨寒暑何如？仲景曰：脉盛身寒，得之伤寒；脉虚身热，得之伤暑。

问曰：欲愈之脉何如？仲景曰：凡得病厥脉动数，服汤药更迟，脉浮大减小，初躁后静者，此皆愈证也。

问曰：病有损脉何如？雍曰：伤寒至脉多，损脉少。故仲景曰：四损三日死，五损一日死，六损一时死。凡四息而一至，曰四损；五息一至，曰五损；六息一至，曰六损也。

问曰：死生之脉何如？仲景曰：脉阴阳俱盛，大汗出不解者死；脉阴阳俱虚，热不止者死。脉至乍数乍疏者死；脉至如转索者死。谵言妄语，身微热，脉浮大，手足温者生；逆冷，脉沉细者，不过一日死。此以前，是皆伤寒证候也。

问曰：温病刺五十九穴，何穴也?《素问》三十二篇曰：病甚者，为五十九刺是也。《灵枢》二十三篇曰：所谓五十九刺者，两手外、内侧各三，凡十二痏[①]，五指间各一，凡八痏。足亦如是，亦八痏。头入发一寸旁三分，各三痏，凡六痏。更入发三寸边五，凡十痏。耳前后、口下一作目下各一，项中一，凡六痏。巅上一，囟会一，发际一，廉泉一，风池二，天柱二，此五十九穴也。

右伤寒脉法针术，不止于此，此则论其叙论所载，其余各见逐经逐证之下。

【校注】

① 痏（wěi 微）：针孔。引申为针刺术语，针刺一次为一痏。

仲景华元化五问

问曰：华佗治伤寒法与仲景少异，何谓?《千金方》载华佗之言曰：夫伤寒，始得一日在皮肤，摩膏火灸之则愈。若不解者，二日在肤，可依法针，服解肌散发汗，汗出则愈。若不解者，三日在肌，复一发汗则愈。若不解者止，勿复发汗也。至四日在胸，宜服藜芦丸微吐之则愈。若病用藜芦丸不能吐者，服小豆瓜蒂散吐之则愈也。视病若未惺惺者，复一法针之。五日在腹，六日入胃，入胃乃可下也。若热毒在外，未入于胃而先下之者，其热乘虚入胃，则烂胃也。然热入胃，要须下去之，不可留于胸中也。雍曰：元化之术，指日期为候，仲景虽指日，而要在察阴阳六经之证，此其所以若少异也。要之仲景规矩准绳明备，足为百世之师；元化自得神术，惟可自用，故《外台》言元化藜芦丸近用损人，不录，则知后人不能学也。

问曰：仲景元化之术孰优？雍曰：未易优劣。大抵仲景之术得于学识，元化之术得于心悟，心悟则变化无常，自用多奇，而学者鲜能从，必欲从上圣之精微，为百世之模楷，非仲景而谁欤？故仲景之于医道，守其常也；元化之医道，从其变也。

问曰：元化临终之日，焚书于狱中，曰：此书可以活人。后世谓所焚之书为仲景之书，是耶？非耶？雍曰：非也。仲景之书，出于元化之后也。曰：异哉！仲景汉人，元化魏人，安得书出其后？曰：仲景、元化同为汉末人，仲景不仕魏，故世称曰汉仲景，元化仕曹氏，故世称曰魏佗也。考之于史，元化死于吕布、陈登之际，计其时在建安之初，是时佗已百余岁矣。仲景《叙》论曰："余宗族素多，向余二百，建安纪年以来，曾[①]未十稔，其死亡者，三分有二，伤寒十居其七。感往昔之沦丧，伤横夭之莫救，乃勤求古训，博采众方，为《伤寒杂病论》合十六卷。"则是书作于建安十年之后，故知二公声迹相接，而仲景犹为后进也。

问曰：世独重仲景之书何也？雍曰：陶隐居[②]、孙真人，可谓古之名医矣。陶论医方曰：惟张仲景一部，最为众方之祖。孙真人曰：伤寒热病，自古有之，名医睿[③]哲，多所防御，至于仲景，特有神功，寻思旨趣，莫测其致，所以医人未能钻仰。以二者之言推之，宜其特重于世也。又孙真人曰：寻方之大意，不过三种，一则桂枝，二则麻黄，三则青龙。凡疗伤寒，不出之也。

而说者谓如太阳中暍，当用白虎，不可误服桂枝、麻黄，此古人所未至，何也？雍曰：伤寒之初，惟有桂枝、麻黄、青龙三证，故不出用此三药。若言中暍，则中暍非伤寒，自是别病，当用白虎，何缘用此三药？非古人所未至，盖论者误以中暍为伤寒也。

问曰：元化之书有传否？雍曰：未之见也。载于《千金》者，亦杂以孙真人之言，近世蕲水庞安常论中所载，其言少异。曰：庞氏所载何如？曰：庞氏曰，华佗治法云，伤寒病起自风寒，入于腠理，与精气分争，营卫否隔，周行不通。病一日至二日，邪气在孔窍皮肤之间，故病者头疼，恶寒身热，腰脊强直，此邪气在表，随证发汗则愈。病三日以上，气浮上部，填塞心胸，故头痛，胸中满，或多痰涎，当吐之则愈。病五六日以上，气结在脏腑，故腹满身重，骨节烦疼，当下则愈。其言与《千金》又异。

【校注】

① 曾：豫医双璧本为"犹"。义胜。

② 陶隐居：即陶弘景(456—536)，字通明，自号华阳隐居，丹阳秣陵(今江苏南京)人，撰有《本草经集注》等。

③ 睿（ruì 锐）：圣明。

卷　二

仲景辨脉法三十八条[1]

雍曰：辨脉者，辨伤寒之脉也；平脉者，平众脉也。今辨脉法中，虽有意相槎枒[2]者，世以仲景之法，止此二篇，垂百世之师范。虽王叔和撰次，一字不敢妄易，仍旧次第录之，其问答，皆仲景本文也。

仲景问曰：脉有阴阳，何谓也？答曰：凡脉大、浮、数、动、滑，此名阳也；脉沉、涩、弱、伏一作弦、微，此名阴也。凡阴病见阳脉者生，阳病见阴脉者死。雍曰：此谓阴脉、阳脉，非谓脉之阴阳也。

又问曰：脉有阳结、阴结者，何以别之？答曰：其脉浮而数，能食，不大便者，此为实，名曰阳结也，期十七日当剧。其脉沉而迟，不能食，身体重，大便反硬者，名曰阴结也，期十四日当剧。

又问曰：病有洒淅恶寒而复发热者何？答曰：阴脉不足，阳往从之；阳脉不足，阴往乘之。曰：何谓阳不足？答曰：假令寸口脉微，名曰阳不足，阴气上入阳中，则洒淅恶寒也。曰：何谓阴不足？答曰：尺脉弱，名曰阴不足，阳气下陷入阴中，则发热也。阳脉浮，阴脉弱浮一作微者，则血虚，血虚则筋急也。其脉沉者，营气微也；其脉浮而汗出如流珠者，卫气衰也。营气微者，加烧针，则血流不行，更发热而躁烦也。

又曰：脉蔼蔼[3]如车盖者，名曰阳结也。一云秋脉

又曰：脉累累[4]如循长竿者，名曰阴结也。一云夏脉

又曰：脉瞥瞥[5]如羹上肥者，阳气微也。

又曰：脉萦萦[6]如蜘蛛丝者，阳气衰也。一云阴气

又曰：脉绵绵如泻漆之绝者，亡其血也。

又曰：脉来缓，时一止复来者，名曰结；脉来数，时一止复来者，名曰促。一作纵 脉阳盛则促，阴盛则结，此皆病脉。

又曰：阴阳相搏，名曰动，阳动则汗出，阴动则发热，形冷恶寒者，此三焦伤也。若数脉见于关上，上下无头尾，如豆大，厥厥动摇者，名曰动也。

又曰：阳脉浮大而濡，阴脉浮大而濡，阴脉与阳脉同等者，名曰缓也。

又曰：脉浮而紧者，名曰弦也。弦者，状如弓弦，按之不移也。脉紧者，如转索无常也。

又曰：脉弦而大，弦则为减，大则为芤，减则为寒，芤则为虚，寒虚相搏，此名为革，妇人则半产漏下，男子则亡血失精。

又问曰：病有战而汗出，因得解者，何也？答曰：脉浮而紧，按之反芤，此为本虚，是以发战，以脉浮，故当汗出而解也。若脉浮而数，按之不芤，此人本不虚，若欲自解，但汗出耳，不发战也。

又问曰：病有不战而汗出解者，何也？答曰：脉大而浮数，故知不战汗出而解也。雍曰：即前问不芤之证。

又问曰：病有不战不汗出而解者，何也？答曰：其脉自微，此以曾经发汗，若吐、若下、若亡血，以内无津液，此阴阳自和，必自愈，故不战不汗出而解也。

又问曰：伤寒三日，脉浮数而微，病人身凉和者，何也？答曰：此为欲解也，解以夜半。脉浮而解者，濈然汗出也；脉数而解者，必能食也；脉微而解者，必大汗出也。

又问曰：脉病欲知愈未愈者，何以别之？答曰：寸口、关上、尺中三处，大小、浮沉、迟数同等，虽有寒热不解者，此脉阴阳为和平，虽剧当愈。

又曰：立夏得洪大脉，洪一作浮是其本位，其人病身体苦疼重者，须发其汗。若明日身不疼不重者，不须发汗。若汗濈然自出者，明日便解矣。何以言之？立夏脉洪大，是其时脉，故使然也。四时仿此。

又问曰：凡病欲知何时得，何时愈？答曰：假令夜半得病，明日日中愈；日中得病，夜半愈。何以言之？日中得病夜半愈者，以阳得阴则解也；夜半得病明日日中愈者，以阴得阳则解也。

又曰：寸口脉浮为在表，沉为在里，数为在腑，迟为在脏。假令脉迟，此为在脏也。

又曰：趺阳脉浮而涩，少阴脉如经者，其病在脾，法当下利，何以知之？若脉浮大者，气实血虚也。今趺阳脉浮而涩，故知脾气不足，胃气虚也。以少阴脉弦而浮　一作沉才见，此为调脉，故称如经也。若反滑而数者，故知当屎脓也。

又曰：寸口脉浮而紧，浮则为风，紧则为寒，风则伤卫，寒则伤营，营卫俱病，骨节烦疼，可发其汗。

又曰：趺阳脉迟而缓，胃气如经也。趺阳脉浮而数，浮则伤胃，数则动脾，此非本病，医特下之所为也。营卫内陷，其数先微，脉反但浮，其人必大便硬，气噫而除。何以言之？本以数脉动脾，其数先微，故知脾气不治，大便硬，气噫而除。今脉反浮，其数改微，邪气独留，心中则饥，邪热不杀谷，潮热发渴。数脉当迟缓，脉因前后度数如法，病者则饥。数脉不时，则生恶疮也。

又师曰：病人脉微而涩，此为医所病也。大发其汗，又数大下之，其人亡血，病当恶寒，后乃发热，无休止时，夏月盛热，欲著[⑦]复衣，冬月盛寒，欲裸其身。所以然者，阳微则恶寒，阴弱则发热，此医发其汗，使阳气微，又大下之，令阴气弱。五月之时，阳气在表，胃中虚冷，以阳气内微，不能胜冷，故欲著复衣。十一月之时，阳气在里，胃中烦热，以阴气内弱，不能胜热，故欲裸其身。又阴脉迟涩，故知亡血也。

又曰：脉浮而大，心下反硬，有热属脏者攻之，不令发汗，属腑者不令溲数，溲数则大便硬。汗多则热愈，汗少则便难，脉迟尚未可攻。

又曰：脉浮而洪，身汗如油，喘而不休，水浆不下，形体不仁，乍静乍乱，此命绝也。又未知何脏先受其灾？若汗出发润，喘不休者，此为肺先绝也；阳反独留，形体如烟熏，直视摇头者，此为心绝也；唇吻反青，四肢漐习者，此为肝绝也；环口黧黑，柔汗发黄者，此为脾绝也；溲便遗失，狂言，目反直视者，此为肾绝也。又未知何脏阴阳先绝？若阳气前绝，阴气后竭者，其人死，身色必青；阴气前绝，阳气后竭者，其人死，身色必赤，腋下温，心下热也。

又曰：寸口脉浮大，而医反下之，此为大逆。浮则无血，大则为寒，寒气相搏，则为肠鸣。医乃不知，而反饮冷水，令汗大出，水得寒气，冷必相搏，其人即䬴[⑧]。

又曰：趺阳脉浮，浮则为虚，浮虚相搏，故令气䬴，言胃气虚竭也。脉滑则为哕，此为医咎，责虚取实，守空迫血，脉浮，鼻中燥者，必衄也。

又曰：诸脉浮数，当发热而洒淅恶寒。若有痛处，饮食如常者，蓄积有脓也。

又曰：脉浮而迟，面热赤而战惕者，六七日当汗出而解，反发热者差迟，迟为无阳，不能作汗，其身必痒也。

又曰：寸口脉阴阳俱紧者，法当清邪中于上焦，浊邪中于下焦。清邪中上，名曰洁也；浊邪中下，名曰浑也。阴中于邪，必内慄也。表气微虚，里气不守，故使邪中于阴也。阳中于邪，必发热头痛，项强颈挛，腰痛胫酸，所谓阳中雾露之气。故曰清邪中上，浊邪中下。阴气为慄，足膝逆冷，便溺妄出，表气微虚，里气微结，三焦相溷[9]，内外不通。上焦怫郁，脏气相熏，口烂食断也。中焦不治，胃气上冲，脾气不转，胃中为浊，营卫不通，血凝不流。若卫气前通者，小便赤黄，与热相搏，因热作使，游于经络，出入脏腑，热气所过，则为痈脓。若阴气前通者，阳气厥微，阴无所使，客气内入，嚏而出之，声嗢咽塞，寒厥相追，为热所壅，血凝自下，状如豚肝。阴阳俱厥，脾气孤弱，五液注下，下焦不阖，清便下重，令便数难，脐筑湫[10]痛，命将难全。

又曰：脉阴阳俱紧者，口中气出，唇口干燥，踡卧足冷，鼻中涕出，舌上苔滑，勿妄治也。到七日以来，其人微发热，手足温者，此为欲解。或到八日以上，反大发热者，此为难治。设使恶寒者，必欲呕也；腹内痛者，必欲利也。

又曰：脉阴阳俱紧，至于吐利，其脉独不解；紧去人安，此为欲解。若脉迟，至六七日不欲食，此为晚发，水停故也，为未解；食自可者，为欲解。病六七日，手足三部脉皆至，大烦而口噤不能言，其人躁扰者，必欲解也。若脉和，其人大烦，目重，脸内际黄者，此欲解也。

又曰：脉浮而数，浮为风，数为虚，风为热，虚为寒，风虚相搏，则洒淅恶寒也。

又曰：脉浮而滑，浮为阳，滑为实，阳实相搏，其脉数疾，卫气失度。浮滑之脉数疾，发热汗出者，此为不治。

又曰：伤寒咳逆上气，其脉散者死，谓其形损故也。

【校注】

① 三十八条：豫医双璧本作“三十七问”。

② 槎（chá 察）枒：分歧之意。

③ 蔼蔼：茂盛貌。

④ 累累：连缀不绝的样子。

⑤ 瞥瞥：轻浮貌。

⑥ 萦萦：旋绕。

⑦ 著（zhuó 着）：穿。《乐府诗集·木兰诗》：脱我战时袍，著我旧时衣。

⑧ 餲（yē 噎）：同“噎”。食物堵住喉咙。

⑨ 溷：“混”的异体字。

⑩ 湫（qiū 秋）：集聚不散。

卷　三

仲景平脉法四十五条

仲景问曰：脉有三部，阴阳相乘，营卫血气，在人体躬，呼吸出入，上下于中，因息游布，津液流通，随时动作，效象形容。春弦秋浮，冬沉夏洪，察色观脉，大小不同。一时之间，变无经常，尺寸参差[①]，或短或长，上下乖错，或存或亡。病辄改易，进退低昂，心迷意惑，动失纪纲，愿为具陈，令得分明。师曰：子之所问，道之根源，脉有三部，尺寸及关，营卫流行，不失衡铨[②]，肾沉心洪，肺浮肝弦，此自经常，不失铢分。出入升降，漏刻周旋，水下二刻，一周循环，当复寸口，虚实见焉。变化相乘，阴阳相干，风则浮虚，寒则牢坚，沉潜水滀，支饮急弦，动则为痛，数则热烦。设有不应，知变所缘，三部不同，病各异端，太过可怪，不及亦然。邪不空见，中必有奸，审察表里，三焦别焉，知其所舍，消息诊看，料度府脏，独见若神，为子条记，传与贤人。

又师曰：呼吸者，脉之头也。初持脉，来疾去迟，此出疾入迟，名曰内虚外实也。初持脉，来迟去疾，此出迟入疾，名曰内实外虚也。

又问曰：上工望而知之，中工问而知之，下工脉而知之，愿闻其说。师曰：病家人请云，病人苦发热，身体疼，病人自卧，师到，诊其脉沉而迟者，知其差[③]也。何以知之？表有病者，脉当浮大，今脉反沉迟，故知愈也。假令病人云腹内卒痛，病人自坐，师到，脉之浮而大者，知其差也。何以知之？若里有病者，脉当沉而细，今脉浮大，故知愈也。

又师曰：病家人来请云：病人发热烦极，明日师到，病人向壁卧，此热已去也。设令脉不和，处言已愈。设令向壁卧，闻师到，不惊起而盻视，若三言三止，脉之嚥唾者，此诈病也。设令脉自和，处言此病大重，当须服吐下药，针灸数十百处乃愈。

又曰：师持脉，病人欠者，无病也；脉之呻者，病也；言迟者，风也；摇头言者，里病也；行迟者，表强也；坐而伏者，短气也；坐而下一脚者，腰痛也；里实护腹如怀卵物者，心痛也。

又师曰：伏气之病，以意候之，今月之内，欲有伏气，假令旧有伏气，当须脉之。若脉微弱者，当喉中痛似伤，非喉痹也。病人云：实咽中痛，虽尔，今复欲下利。

又问曰：人病恐怖者，其脉何状？师曰：脉形如循丝累累然，其面白脱色也。

又问曰：人不饮，其脉何类？师曰：脉自涩，唇口干燥也。

又问曰：人愧者，其脉何类？师曰：脉浮，而面色乍白乍赤。

又曰：经说脉有三菽、六菽重者，何谓也？师曰：脉人以指按之，如三菽之重者，肺气也 菽，小豆也；如六菽之重者，心气也；如九菽之重者，脾气也；如十二菽之重者，肝气也；按之至骨者，肾气也。

又曰：假令下利，寸口、关上、尺中悉不见脉，然尺中时一小见，脉再举头者，肾气也。若见损脉来至，为难治。此上当有北方肾脉，其形何似云云问答起语。此乃其下文转语一节也，错简在此。

又问曰：脉有相乘，有纵有横，有逆有顺，何谓也？师曰：水行乘火，金行乘木，名曰纵；火行乘水，木行乘金，名曰横；水行乘金，火行乘木，名曰逆；金行乘水，木行乘火，名曰顺也。

又问曰：脉有残贼，何谓也？师曰：脉有弦、紧、浮、滑、沉、涩，此六者，名曰残贼，能为诸脉作病也。

又问曰：脉有灾怪，何谓也？师曰：假令人病，脉得太阳，与形证相应，因为作汤，比[④]还送汤如食顷[⑤]，病人乃大吐，若下利，腹中痛。师曰：我前来不见此证，今乃变异，是名灾怪。又问曰：何缘作此吐利？答曰：或有旧时服药，今乃发作，故名灾怪耳。

又问曰：东方肝脉，其形何似？师曰，肝者木也，名厥阴，其脉微弦濡弱而长，是肝脉也。肝病自得濡弱者愈也。假令得纯弦脉者死，何以知之？以其脉如弦直，是肝脏伤，故知死也。

又问曰：南方心脉，其形何似？师曰：心者火也，名少阴，其脉洪大而长，是心脉也。心病自得洪大者愈也。假令脉来微去大，故名反，病在里也；脉来头小本大者，故名覆，病在表也。上微头小者，则汗出；下微本大者，则为关格不通，不得尿；头无汗者可治，有汗者死。

又问曰：西方肺脉，其形何似？师曰：肺者金也，名太阴，其脉毛浮者，是肺脉也。肺病自得此脉，若得缓迟者皆愈，若得数者则剧，何以知之？数者南方火，火克西方金，法当痈肿，为难治也。

又曰：二月得毛浮脉，何以处言至秋当死？师曰：二月之时，脉当濡弱，反得毛浮者，故知至秋死。二月肝用事，肝属木，脉应濡弱，反得毛浮者，是肺脉也。肺属金，金来克木，故知至秋死。他仿此。

又问曰：脉肥人责浮，瘦人责沉。肥人当沉，今反浮，瘦人当浮，今反沉，故责之。师曰：寸脉下不至关，为阳绝；尺脉上不至关，为阴绝，此皆不治，决死也。若计其余命死生之期，期以月节克之也。

又曰：脉病人不病，名曰行尸，以无王气，卒[6]眩仆不识人者，短命则死。人病脉不病，名曰内虚，以无谷神，虽困无苦。

又问曰：翕奄沉，名曰滑，何谓也？师曰：沉为纯阴，翕为正阳，阴阳和合，故令脉滑，关尺自平。阳明脉微沉，饮食自可；少阴脉微滑，滑者，紧之浮名也，此为阴实，其人必股内汗出，阴下湿也。

又问曰：曾为人所难，紧脉从何而来？师曰：假令亡汗，若吐，以肺里寒，故令脉紧也；假令咳者，坐饮冷水，故令脉紧也；假令下利，以胃中虚冷，故令脉紧也。

又曰：寸口卫气盛，名曰高 高者，暴狂而肥；营气盛，名曰章 章者，暴泽而光；高章相搏，名曰纲 纲者，身筋急，脉弦直故也。卫气弱，名曰惵[7]。惵者心中炁[8]动迫怯；营气弱，名曰卑 卑者，心中常自羞愧；惵卑相搏，名曰损 五脏六腑俱乏，气虚惙[9]故也。卫气和，名曰缓 缓者，四肢不自收；营气和，名曰迟 迟者，身体俱重，但欲眠；缓迟相搏，名曰沉 沉者，腰中直，腹中急痛，但欲卧，不欲行。

又曰：寸口脉缓而迟，缓则阳气长，其色鲜，其颜光，其声商，毛发长；迟则阴气盛，骨髓生，血满，肌肉紧薄鲜硬，阴阳相抱，营卫俱行，刚柔相得，名曰强也。

又曰：趺阳脉滑而紧，滑者胃气实，紧者脾气强，持实击强，痛还自伤，以手把刀，坐作疮也。

又曰：寸口脉浮而大，浮为虚，大为实，在尺为关，在寸为格，关则不得小便，格则吐逆。

又曰：趺阳脉伏而涩，伏则吐逆，水谷不化，涩则食不得入，名曰关格。

又曰：脉浮而大，浮为风虚，大为气强，风气相搏，必成瘾疹，身体为痒。痒者名泄风，久久为痂癞。眉少发稀，身有干疮而腥臭也。

又曰：寸口脉弱而迟，弱者卫气微，迟者营中寒，营为血，血寒则发热；卫为气，气微者心内饥，饥而虚满，不能食也。

又曰：趺阳脉大而紧者，当即下利，为难治。

又曰：寸口脉弱而缓，弱者阳气不足，缓者胃气有余，噫而吞酸，食卒不下，气填于膈上也 上亦作下。

又曰：趺阳脉紧而浮，浮为气，紧为寒，浮为腹满，紧为绞痛，浮紧相搏，肠鸣而转，转则气动，膈气乃下。少阴脉不出，其阴肿大而虚也。

又曰：寸口脉微而涩，微者卫气不行，涩者营气不逮，营卫不能相将，三焦无所仰，身体痹不仁。营气不足，则烦疼，口难言；卫气虚，则恶寒数欠。三焦不归其部，上焦不归者，噫而酢[10]吞；中焦不归者，不能消谷引食；下焦不归者，则遗溲。

又曰：趺阳脉沉而数，沉为实，数消谷，紧者病难治。

又曰：寸口脉微而涩，微者卫气衰，涩者营气不足，卫气衰，面色黄，营气不足，面色青。营为根，卫为叶，营卫俱微，则根叶枯槁，而寒慄、咳逆、唾腥、吐涎沫也。

又曰：趺阳脉浮而芤，浮者卫气衰，芤者营气伤，其身体瘦，肌肉甲错。浮芤相搏，宗气衰微，四属断绝。四属谓皮肉脂髓，俱竭则宗气衰矣。

又曰：寸口脉微而缓，微者卫气疏，疏则其肤空；缓者卫[11]气实，实则谷消而水化也。谷入于胃，脉道乃行，水入于经，其血乃成。营盛则其肤必疏，三焦绝经，名曰血崩。

又曰：趺阳脉微而紧，紧则为寒，微则为虚，微紧相搏，则为短气。

又曰：少阴脉弱而涩，弱者微烦，涩者厥逆。

又曰：趺阳脉不出，脾不上下，身冷肤硬。

又曰：少阴脉不至，肾气微，少精血，奔气促迫，上入胸膈，宗气反聚，血结心下，阳气退下，热归阴股，与阴相动，令身不仁，此为尸厥，当刺期门、巨阙。宗气者，三焦归气也，有名无形，气之神使也。下荣玉茎，故宗筋聚缩也。

又曰：寸口脉微，尺脉紧，其人虚损多汗，知阴常在，绝不见阳也。

又曰：寸口诸微亡阳，诸濡亡血，诸弱发热，诸紧为寒，诸乘寒者则为厥，郁冒不仁，以胃无谷气，脾涩不通，口急不能言，战而慄也。

又曰：濡弱何以反适十一头？师曰：五脏六腑相乘，故令十一。

又问曰：何以知乘腑？何以知乘脏？师曰：诸阳浮数，为乘腑，诸阴迟涩，为乘脏也。

【校注】

① 参差（cēncī）：长短不齐貌。

② 衡铨：即衡权。此指法度、规律。

③ 差：同“瘥”。病愈。

④ 比：等到。

⑤ 食顷：吃一顿饭的时间。喻短时间。

⑥ 卒：通“猝”。突然。

⑦ 慄（dié 碟）：危惧。

⑧ 炁：同“气”。

⑨ 惙（chuò 绰）：短气貌。

⑩ 酢：同“醋”。

⑪ 卫：《伤寒论》及豫医双璧本作“胃”。

卷　四

六经统论二十二问

问曰：伤寒三阳受病，传经何如?《素问》三十一篇曰：伤寒一日，巨阳受之，故头项痛，腰脊强。二日，阳明受之，阳明主肉，其脉挟鼻络于目，故身热目疼而鼻干，不得卧也。三日，少阳受之，少阳主胆，其脉循胁，络于耳，故胸胁痛而耳聋。三阳经络皆受其病，未入于脏，可汗而已。

问曰：三阴受病，传经如何?《素问》曰：四日，太阴受之，太阴脉布胃中，络于嗌，故腹满而嗌干。五日，少阴受之，少阴脉贯肾络于肺，系舌本，故口燥舌干而渴。六日，厥阴受之，厥阴脉循阴器而络于肝，故烦满而囊缩。

问曰：三阴可下，何如？仲景曰：三阴皆受病，已入于腑，可下而已。

问曰：汗下系乎经，或系之日，何也？雍曰：日犹经也。大抵受病，皆有常变，其经与日不相应者，则变也。循常则易治，既变则难通，然变当从证，常可从日。故《素问》又曰：若其未满三日者，可汗而已，其满三日者，可泄而已。此言常道也。

问曰：经言其死皆以六七日之间，何也？雍曰：六七日传经皆遍，阴阳俱受病已，故重者死也。《素问》曰：三阴三阳，五脏六腑皆受病，营卫不行，五脏不通则死是也。故经又言，治之法各通其脏脉，病日衰已。如是则五脏不通则死，通其脏脉，则病衰也。

问曰：经言其愈皆以十日以上者，何也？雍曰：此谓伤寒循常无变者，故《素问》曰：其不两感于寒者，七日巨阳病衰，头痛少愈；八日阳明病衰，身热少愈；九日少阳病衰，耳聋微闻；十日太阴病衰，腹减如故，则思饮食；十一日少阴病衰，渴止不满，舌干已而嚏；十二日厥阴病衰，囊纵，少腹微下，大气皆去，病日已矣。此所以愈者，皆十日以上也。仲景十一日渴止下，无不满，十二日大气皆去，下有病人精神爽慧也。

问曰：十二日以上不愈者，何也？仲景曰：若过十三日以上，不间，尺寸陷者，大危。若更感异气，变为他病者，当依后坏病证而治之。若脉阴阳俱盛，重感于寒，变成温疟。阳脉浮滑，阴脉濡弱者，更遇于风，变为风温。阳脉洪数，阴脉实大，更遇温热，变为温毒，为病最重也。阳脉濡弱，阴脉弦紧，更遇温气，变为温疫。以此冬伤于寒，发为温病，脉之变证，方治如说。庞氏：温疫作湿温为当。

问曰：伤寒一日，巨阳受之　王氏曰：巨大也。何也?《素问》曰：巨阳者，诸阳之属也　皆有所属。其脉连于风府，故为诸阳主气也。又评热论曰：巨阳主气，故先受邪也。

问曰：两感于寒者何如?《素问》曰：人之伤于寒也，则为病热，热虽甚不死。其两感于寒而病者，必不免于死。一日，太阳与少阴俱病，则头痛口干而烦满；二日，阳明与太阴俱病，则腹满身热，不欲食，谵语；三日，少阳与厥阴俱病，则耳聋囊缩而厥，水浆不入，不知人，六日死。

问曰：《素问》又言三日乃死，何也？雍曰：即前所谓六日死也。何以言之？两感之病，阴阳表里两经俱传，至三日，则六经阴阳已传尽，水浆不入口，不知人。是时五脏已尽伤，六腑已不通，营卫已不仁，如是之后，三日乃死，帝疑之，故再举问。岐伯谓是时阳明之气独未尽，故又三日而后死，是以其言曰：阳明者，十二经脉之长也，其血气盛，故不知人，三日其气乃尽，故死矣。夫不知人者，则两感阴阳俱传三日之证也。阳明为诸经之长，其血气盛，所以滋养诸经，其血气已散入诸经者，各随其经绝矣；其在阳明未散入诸经者，又须三日而后乃尽。以是知六日者，三日传阴阳诸经，又三日阳明之气方尽，是为六日。而世之读经者，以六日为阴阳再传经而死，若阴阳尚能再传，则不死矣。其曰三日死者，又别为阳明气血随邪而尽之说，与六日不相通，其误甚矣。

问曰：伤寒独传足阴阳六经，何也？孙真人云：人有五脏，心肺二脏经络，所起在手十指；肝肾与脾三脏经络，所起在足十趾。夫风毒之气，皆起于地，地之寒暑风湿，皆作蒸气，足常履之，所以中人必中于足。雍曰：此孙真人感风毒之论，伤寒之感，亦无以异也。

问曰：伤寒三阳受病，传不传可见否？仲景曰：伤寒一日，太阳受之，脉若静者，为不传。颇欲吐，若躁烦，脉数急者，为传也。又曰：伤寒二三日，阳明、少阳证不见者，为不传也。

问曰：三阴经传不传，可见否？仲景曰：伤寒三日，三阳为尽，三阴当受邪，其人反能食而不呕，此为三阴不受邪也。不受邪则不传矣。

问曰：六经于脏腑何属也？雍曰：足太阳，膀胱经也；足阳明，胃经也；足少阳，胆经也。此三腑者，皆为阳也。足太阴，脾之经也；足少阴，肾之经也；足厥阴，肝之经也。此三脏，皆为阴也。阳为表，阴为里，故足太阳与足少阴为表里，肾与膀胱也；足阳明与足太阴为表里，脾与胃也；足少阳与足厥阴为表里，肝与胆也。

问曰：愿闻六经之所起？雍曰：本于《灵枢》之言，未可遽详也。朱氏《活人书》可见，其略云：足太阳膀胱，起于目内眦，上头，连于风府，分为四道，下项，并正别脉上下六道，以行于背，与身为经。太阳之经，为诸阳主气，或中寒邪，必发热而恶寒，缘头项腰脊足太阳经所过处，今头项痛，腰脊强。身体疼，其尺寸脉俱浮者，故知太阳经受病，此其大略也。

问曰：阳明经何如？朱氏曰：足阳明胃之经，从鼻起，挟于鼻，络于目，下咽，分为四道，并正别脉六道，上下行腹，纲维于身。盖诸阳在表，阳明主肌肉，络于鼻，故病人身热，目疼，鼻干，不得卧，其脉尺寸俱长者，故知阳明经受病。

问曰：少阳经何如？朱氏曰：足少阳胆之经，起目外眦 外当作锐，络于耳，分为四道，下缺盆，循于胁，并正别脉六道上下，主经营百节，流气三部。故病人胸胁痛而耳聋，或口苦咽干，或往来寒热而呕，其脉尺寸俱弦者，知少阳经受病也。

问曰：太阴经何如？朱氏曰：足太阴脾之经，为三阴之首，其脉布于脾胃，络于嗌喉。故病人腹满而嗌干，其脉尺寸俱沉细者，知太阴经受病也。

问曰：少阴经何如？朱氏曰：足少阴肾之经，其脉起于足小趾之下，斜趣足心，别行者入跟中，上至股内后廉，贯肾络膀胱，直行，从肾上贯肝膈，入肺中，系舌本。伤寒热气入于脏，流入于少阴之经，少阴主肾，肾恶燥，故渴而引饮。又经发汗、吐、下以后，脏腑空虚，津液枯竭，肾有余热亦渴，故病人口燥舌干而渴，其脉尺寸俱沉者，少阴受病也。

问曰：厥阴何如？朱氏曰：足厥阴肝之经，厥者尽也，《灵枢经》亥为左足之厥阴，戌为右足之厥阴，两阴俱尽，故曰厥阴。夫阴尽为晦，阴出为朔，厥阴者，以阴尽为义也。其脉循阴器而络于舌本，脉弗营则筋急，筋急则引舌与卵，故唇青舌卷而囊缩。凡病人烦满而囊缩，其脉尺寸俱微缓者，知厥阴经受病也。

问曰：六经之脉状何如？仲景曰：尺寸俱浮者，太阳受病也；尺寸俱长者，阳明受病也；尺寸俱弦者，少阳受病也；尺寸俱沉细者，太阴受病也；尺寸俱沉者，少阴受病也；尺寸俱微缓者，厥阴受病也。

问曰：阳明、厥阴之义何也?《素问》七十四篇曰：阳明何谓也？岐伯曰："两阳[①]合明也。"厥阴何谓也？岐伯曰："两阴交尽也。"

【校注】

① 两阳：指太阳、少阳。

太阳经证治上九十五条

雍曰：自此以下，皆仲景本论，更不设问，恐滋繁言，第[①]曰仲景曰，继则又曰而已。其他书所言及有疑者，方设问以答之。本论有仲景原答问者，则首曰"仲景问曰"是也。其次并依仲景本论，先后不复易云。

仲景曰：脉尺寸俱浮者，太阳受病也，当一二日发，以其上连风府，故头项痛，腰脊强。

又曰：太阳之为病，脉浮，头项强痛而恶寒。

又曰：太阳病，发热，汗出，恶风，脉缓 谓浮而缓者，名曰中风。

又曰：太阳病，或已发热，或未发热，必恶寒，体痛，呕逆，脉阴阳俱紧者，名曰伤寒。王叔和曰：太阳病，脉浮而数，可发其汗，属桂枝汤。又曰：太阳病未解，其脉浮弱，当以汗解，宜桂枝汤。又曰：太阳病，头痛发热，汗出恶风，若恶寒，属桂枝证；汗出恶寒，亦属桂枝。常颖士器之[②]《补治论》曰：汗出恶风，宜桂枝汤；无汗恶寒，宜麻黄汤。雍曰：中风、伤寒二证，本以有汗、无汗而分，桂枝、麻黄二汤，亦分有汗、无汗而用，故汗出亦有恶寒者，亦属中风，王叔和亦用桂枝，不以恶寒而改用麻黄者，谓其有汗也。

问曰：太阳一经，何其或有汗或无汗也？雍曰：系乎营卫之气也。营行脉中，卫行脉外，亦以内外和谐，而后可行也。风邪之气，中浅则中卫，中卫则卫强，卫强不与营相属，其慓悍[③]之气随空隙而外出，则为汗矣，故有汗者，卫气遇毛孔而出者也。寒邪中深，则涉卫中营，二气俱受病，无一强一弱之证，寒邪营卫相结而不行，则卫气无自而出，必用药发其汗，然后邪去而营卫复通。故虽一经，有有汗无汗二证，亦有桂枝解表、麻黄发汗之治法不同也。仲景论营卫和不和，俱见于后。

《千金》曰：伤寒一日，太阳脉弱，至四日，太阴脉大。

仲景曰：伤寒一日，太阳受之，脉若静者，为不传。颇欲吐，若躁烦，脉数急者，为传也。常器之曰：宜辨中风、伤寒，有汗、无汗，用麻黄、桂枝二汤。孙真人曰：太阳病三四日，不吐下，见芤，乃汗之。

又曰：太阳病，发热而渴，不恶寒者，为温病。若发汗已，身灼热者，名风温。风温为病，脉阴阳俱浮，自汗出，身重，多眠睡，鼻息必鼾，语言难出。若被下者，小便不利，直视失溲；若被火者，微发黄色[④]，剧[⑤]则如惊痫，时瘛疭，若火熏之。一逆尚引日，再逆促命期。常器之《补治论》曰：转下火熏，皆为逆也，可白虎加人参汤、桂枝柴胡各半汤、桂枝去芍药加蜀漆龙骨牡蛎救逆汤。雍曰：救逆汤，治被火熏则无疑，桂枝柴胡各半汤，即柴胡桂枝汤也。然有三证，汗多亡阳，外证未去，虽谵语，亦不可下，当和营卫，通津液，用柴胡桂枝汤。此未被下时可用也。若已发汗，又复下之，小便不利，渴而不呕，此为未解，宜柴胡桂枝干姜汤，此被下后，小便不利而渴者，可用也。若伤寒八九日，下之，胸满烦惊，小便不利，用柴胡加龙骨牡蛎汤。此被下后，小便不利，有烦惊证者，可用也。惟白虎加人参汤，治大渴饮水，口干舌燥，无表证者，可服；脉浮，表未解者，不可服。今温病、风温，表未解者，皆脉浮，则不可服明矣。白虎加人参，本治里热，太阳发热而渴，非里热不可服，故今去之。

又曰：病有发热恶寒者，发于阳也；无热恶寒者，发于阴也。发于阳者，七日愈；发于阴者，六日愈，以阳数七、阴数六故也。庞氏曰：发于阳者，随证用汗药攻其表；发于阴者，用四逆辈温其内。

又曰：太阳病，头痛至七日以上自愈者，以行其经尽故也。若欲作再经者，针足阳明 庞云：补三里穴， 使经不传则愈。问曰：经言其死皆以六七日之间，而《论》[⑥]言七日以上自愈，何也？雍曰：感之重而证有变异者死，感之轻而证无变异者自愈也。

又曰：风家表解而不了了者，十二日愈。庞注云：《方言》曰，南楚疾愈，或谓之差，或谓之了。

又曰：病人身大热，反欲得近衣者，热在皮肤，寒在骨髓也；身大寒，反不欲近衣者，寒在皮肤，热在骨髓也。朱氏曰：热在皮肤者，表热里寒，宜先与阴旦汤[⑦]，寒已，次以小柴胡加桂以温其表。寒在皮肤者，表寒里热，宜先以白虎加参汤除热，次以麻桂各半汤解其表。大抵病有标本，治有先后，表热里寒，脉必沉而迟，手足微厥，下利清谷也，所以阴证亦有发热者，四逆汤、通脉四逆汤主之。表寒里热者，脉必滑而厥，口燥舌干也，所以少阴恶寒而踡，时时自烦，不欲厚衣，用大柴胡汤下之而愈。雍曰：皮肤固为表，而骨髓为里有二说，所以仲景不直言表里，而曰皮肤骨髓也。夫表里者，人身之阴阳也。《灵枢》六篇曰：内有阴阳，外亦有阴阳。在内者，五脏为阴，六腑为阳；在外者，筋骨为阴，皮肤为阳。今朱氏虽从表里法治之，然是以在内治里之法，而治在外之里也。常器之只用桂枝麻黄各半汤，虽亦有理，又疑麻黄虽能和营卫，而不至骨髓。朱氏似失之深，常氏似失之浅。宜于二者之间消息[8]用药，或用朱氏之药，则少与之；用常氏之药，则多与之可也。

又曰：太阳中风，阳浮而阴弱，阳浮者，热自发，阴弱者，汗自出。啬啬恶寒，淅淅恶风，翕翕发热，鼻鸣干呕者，桂枝汤主之。《千金翼》曰：太阳中风，发热而恶寒。

又曰：太阳病，头痛，发热，汗出，恶风者，桂枝汤主之。

又曰：太阳病，项背强几几，反汗出恶风者，桂枝加葛根汤主之。

又曰：太阳病，下之后，其气上冲者，可与桂枝汤。若不上冲者，不可与之。

又曰：太阳病三日，已发汗，若吐、若下、若温针，仍不解者，此为坏病，桂枝不中与也。观其脉证，知犯何逆，随证治之。

又曰：桂枝本为解肌，若其人脉浮紧，发热汗不出者，不可与之。常须识此，勿令误也。常器之云：可麻黄汤。

又曰：若酒客病，不可与桂枝汤，得汤则呕，以酒客不喜甘故也。

又曰：喘家作[9]，桂枝汤加厚朴杏子佳。

又曰：凡服桂枝汤吐者，其后必吐脓血也。常氏曰：可服《类要》[10]芍药地黄汤。雍曰：见脓血而后可服。

又曰：太阳病，发汗，遂漏不止，其人恶风，小便难，四肢微急，难以屈伸者，桂枝加附子汤主之。《千金》云：桂枝汤加附子一个炮即是。庞氏曰：若小便数，切不可行此汤，宜用芍药甘草汤；若误行桂枝加附子汤攻表，则咽干、烦躁、厥逆、呕吐者，作甘草干姜汤与之，以复阳气；若厥愈足温，更与芍药甘草汤，其脚即伸；若胃气不和，谵语者，少与调胃承气汤，微溏则谵语止。雍曰：此仲景治自汗、小便数之法。庞氏以治发汗漏不止、小便数，其证实一也。

又曰：太阳病，下之后，脉促胸满者，桂枝去芍药汤主之。若微恶寒者，桂枝去芍药加附子汤主之。

又曰：太阳病，得之八九日，如疟状，发热恶寒，热多寒少，其人不呕，清便[11]欲自可，一日二三度[12]发。脉微缓者，为欲愈也；脉微而恶寒者，此阴阳俱虚，不可更发汗，更下，更吐也；面色反有热色者，未欲解也，以其不能得小汗出，身必痒，宜桂枝麻黄各半汤。

又曰：太阳病，初服桂枝汤，反烦不解者，先刺风池、风府，却与桂枝汤则愈。雍曰：仲景云，太阳受病，上连风府，故治伤寒以风府为要穴，风池次之。然风府近脑户，或疑不敢刺，在法又禁灸，风池则灸刺皆无禁也。

又曰：服桂枝汤，大汗出，脉洪大者，与桂枝汤如前法。若形似疟，一日再发者，汗出必解，宜桂枝二麻黄一汤。

又曰：服桂枝汤，大汗出后，大烦渴不解，脉洪大者，白虎加人参汤主之。

又曰：太阳病，发热恶寒，热多寒少，脉微弱者，此无阳也，不可发汗。宜桂枝二越婢一汤。《千金》云：不可发汗。

又曰：服桂枝汤，或下之，仍头项强痛，翕翕发热，无汗，心下满微痛，小便不利者，桂枝去桂加茯苓白术汤主之。

又曰：伤寒脉浮，自汗出，小便数，心烦，微恶寒，脚挛急，反与桂枝汤，欲攻其表，此误也。得之便厥，咽中干，烦躁吐逆者，作甘草干姜汤与之，以复其阳；若厥愈足温者，更作芍

药甘草汤与之，其脚即伸；若胃气不和，谵语者，少与调胃承气汤；若重[13]发汗，复加烧针者，四逆汤主之。见九卷

仲景问曰：证象阳旦 阳旦即桂枝异名，按法治之而增剧，厥逆，咽中干，两胫拘急而谵语。师言：夜半手足当温，两脚当伸，后如师言。何以知此？答曰：寸口脉浮而大，浮则为风，大则为虚，风则生微热，虚则两胫挛，病证象桂枝，因加附子参其间，增桂令汗出，附子温经，亡阳故也。厥逆，咽中干，烦躁，阳明内结，谵语烦乱，更饮甘草干姜汤；夜半阳气还，两足当热，胫尚微拘急，重与芍药甘草汤，尔乃胫伸；以承气汤微溏，则止其谵语，故知病可愈。雍曰：此一段问答，重解释前段误用桂枝加附子之证，按法治之，谓令服桂枝汤也。以此推之，则证象阳旦者，小便不利，则用桂枝加附子汤，小便数，则用甘草干姜汤、芍药甘草汤，惟以小便为准耳。庞氏曰：两胫挛，小便数，仍汗出，为津液少，不可误行桂枝汤，宜补虚退热，用芍药甘草汤通治。

又曰：太阳病，项背强几几，无汗恶风，葛根汤主之。

又曰：太阳与阳明合病者，必自下利，葛根汤主之。一云：用葛根茯苓黄连汤，方未见，疑即葛根黄芩黄连汤。

又曰：太阳与阳明合病，不下利，但呕者，葛根加半夏汤主之。《千金》云：葛根汤中加半夏半升。

又曰：太阳病，桂枝证，医反下之，利遂不止，脉促者，表未解也。喘而汗出者，葛根黄芩黄连汤主之。

又曰：太阳病，头痛，发热，身疼，腰痛，骨节疼痛，恶风，无汗而喘者，麻黄汤主之。

又曰：太阳与阳明合病，喘而胸满者，不可下，宜麻黄汤主之。

又曰：太阳病，十日已去，脉浮细而嗜卧者，外已解也。设胸满胁痛者，与小柴胡汤；脉但浮者，与麻黄汤。

问曰：太阳病《论》有言至七日以上，有言十日已去，若此之类，未知传经与不传经也。雍曰：究其意，义虽可见，又当以脉证辨之，且如七日以上自愈者，谓六日传经已遍而无变异也；十日已去，设有胸满胁痛者，是传阳明也；其脉浮而无他证者，只在太阳不传，故仲景犹用麻黄也。所以朱氏言，寒邪中人，不必皆始于太阳，兼有首尾止在一经，或间传一二经，不可以一理推，但据脉与外证治之。若过日多，脉大浮数，按之不足者，尚责太阳，发汗而愈，此即仲景十日已去，脉但浮者，服麻黄汤之意也。有汗者何如？曰：详证于诸桂枝汤中选用之。朱又云：不必皆始于太阳者，何如？曰：雍虽未之见，在理应用之，须证脉可辨，如感疾头不甚痛，即非太阳也，盖感病之变异者也。如巨阳先受邪，则世俗谓之正伤寒也。

仲景曰：太阳中风，脉浮紧，发热恶寒，身疼痛，不汗出而烦躁者，大青龙汤主之。若脉微弱，汗出恶风者，不可服，服之则厥逆，筋惕肉瞤，此为逆也。雍曰：中风而脉浮紧，是中风见寒脉也，故可服；若脉微弱，则非寒脉，又汗出恶风，亦皆中风证，故不可服。设服之，则汗漏不止，筋惕肉瞤而死。筋惕肉瞤者，以亡阳故也。其详别见可汗门中。

又曰：伤寒脉浮缓，身不疼，但重，乍有轻时，无少阴证者，大青龙汤发之。雍曰：伤寒而脉浮缓，是伤寒见风脉也，少阴里证，大青龙发表药，故无少阴证者可服。少阴，口燥舌干而渴是也。庞氏云：当作无太阴证，且仲景于不可发汗证中，已言少阴病不可发汗，况用大青龙汤，尤为不可，则此用少阴字为无疑。而庞氏因脉证相似，云当作太阴证，虽庞氏之误，然太阴病亦不可发汗，三阴皆不可服，特少阴最为紧急耳。仲景大青龙汤，惟此两证，以其汗出亡阳太暴，善医者复不敢用，往往临时审证，以他药代之，若用桂枝麻黄各半汤亦好，惟是力缓，宜多服和解之。

又曰：伤寒表不解，心下有水气，干呕发热而咳，或渴，或利，或噎，或小便不利少腹满，或喘者，小青龙汤主之。

又曰：伤寒，心下有水气，咳而微喘，发热不渴。服汤已渴者，此寒气欲解也，小青龙汤主之。

又曰：太阳病，外证未解，脉浮弱者，当以汗解，宜桂枝汤。

又曰：太阳病，下之，微喘者，表未解故也，桂枝加厚朴杏子汤主之。《千金》云：宜桂枝汤 一云麻黄汤。

又曰：太阳病，外证未解者，不可下，下之为逆，欲解外者，宜桂枝汤。

又曰：太阳病，先发汗不解，而复下之，脉浮者不愈，浮为在外，而反下之，故令不愈。今脉浮，故知在外，当须解外则愈，宜桂枝汤。

又曰：太阳病，脉浮紧，无汗，发热，身疼痛。八九日不解，表证仍在，此当发其汗。服药已微除，其人发烦目瞑，剧者必衄，衄乃解。所以然者，阳气重故也。麻黄汤主之。

又曰：太阳病，脉浮紧，发热身无汗，自衄者愈。

又曰：二阳并病，太阳初得病时，发其汗，汗先出不彻，因转属阳明，续自微汗出，不恶寒。若太阳病证不罢者，不可下，下之为逆，如此可小发汗。设面色缘缘正赤者，阳气怫郁在表，当解之、熏之。若发汗不彻，不足言，阳气怫郁不得越，当汗不汗，其人躁烦，不知痛处，乍在腹中，乍在四肢，按之不可得，其人短气但坐，以汗出不彻故也，更发汗则愈。何以知汗不彻？以脉涩，故知之。庞氏云：宜麻黄汤。雍曰：庞氏在阳明，以古本差误，仍改本。

又曰：脉浮数者，法当汗出而愈。若下之，身重心悸者，不可发汗，当自汗出乃解。所以然者，尺中脉微，此里虚，须表里实，津液自和，便自汗出愈。常器之云：汗不出者，可与小柴胡汤。雍曰：若心下悸而烦，宜小建中汤；表里俱虚，宜桂枝麻黄各半汤；设若用柴胡和解，亦宜用柴胡桂枝和其营卫以通津液。此证是下后里虚，故仲景待其气复，津液自和而汗出，不必更用药。此一证，非有证无治，其不用药，便是治法也。常氏必欲和解之，疑其用药太重，故雍以柔剂杀其力，庶几得中，要之能少忍，待其自和，从仲景不用药法为上也。

又曰：脉浮紧者，法当身疼痛，宜以汗解之 谓发汗也。假令尺中迟者，不可发汗，何以知其然？以营气不足，血少故也。雍曰：此一证与前证略相似，宜小建中汤，次则柴胡桂枝汤，又不若待其别，见证而治之。盖前证是下后证，当无别证出，故仲景不用药。此证是汗前证，须别有证出，故不若少待之。既知血少，不可便用小柴胡汤也。

又曰：脉浮者，病在表，可发汗，宜麻黄汤。

又曰：脉浮而数者，可发汗，宜麻黄汤。

又曰：脉浮而紧，浮则为风，紧则为寒，风则伤卫，寒则伤营，营卫俱病，骨节烦疼，可发其汗，宜麻黄汤。

又曰：病常自汗出者，此为营气和，营气和者外不谐，以卫气不共营气和谐故耳。以营行脉中，卫行脉外，复发其汗，营卫和则愈，宜桂枝汤。

问曰：营气既和，何为自汗出也？雍曰：平人营卫之气，常自和也。设卫中于风，而营不中于寒，是卫有邪气，而营无邪气也。有邪气者强，无邪气者弱，一强一弱，故营不得与卫气谐，和而独和，则卫气无所依。以慓悍无所依之气，又以邪气济之，两气盈溢，溪谷不能容，营深而卫浅，故卫气于皮肤间，不得内合于营，而外见隙穴，则出为自汗也。用桂枝解其肌，则卫之邪气去，卫无邪气，则其气自衰，自然还内与营和而汗止矣。

仲景曰：病人脏无他病[14]，时[15]发热自汗出而不愈者，此卫气不和也，先其时发汗则愈，宜桂枝汤。

又曰：伤寒脉浮紧，不发汗，因致衄者，麻黄汤主之。

又曰：伤寒不大便六七日，头痛有热者，与承气汤。其小便清者，知不在里，仍在表也，不可与之，当发其汗。若头痛者，必衄，宜桂枝汤。常器之云：或疑其误也，设须发汗，当用麻黄汤；不然，用桂枝麻黄各半汤，取其小小汗出而已。雍曰：仲景书桂枝无治衄法，麻黄有治衄法，故此一证，常氏疑其有误而改用麻黄也。设若头不痛，则不衄，不衄则不可用麻黄，故宜桂枝麻黄各半汤，取小汗而已。更以有汗、无汗决之，仲景书安得无传写之误也。

又曰：伤寒发汗[16]，解，半日许复烦。其脉浮数者，可更[17]发汗，宜桂枝汤主之。雍曰：须言半日许者，以过此而复烦，即属劳复，不用桂枝汤也。

又曰：凡病，若发汗，若吐，若下，若亡血、亡津液，阴阳自和者，必自愈。雍曰：言凡者，不止[18]谓伤寒也。若伤寒未和者，少待其和，或须药，可柴胡桂枝汤少与之，不必用小柴胡也。

又曰：大下之后，复发汗，小便不利者，亡津液故也。勿治之，得小便利者，必自愈。雍曰：不必更以药利其小便，自待其通则愈。

又曰：下之后，复发汗，必振寒，脉微细。所以然者，以内外俱虚故也。常氏曰：素无热人，可与芍药附子汤；有热人，可与黄芪建中汤。

又曰：下之后，复发汗，昼日烦躁不得眠，夜而安静，不呕不渴，无表证，脉沉微，身无大热者，干姜附子汤主之。

又曰：发汗后，身疼痛，脉沉迟者，桂枝加芍药生姜各一两，人参三两新加汤主之。

又曰：发汗后，不可更行桂枝汤。汗出而喘，无大热者，可与麻黄杏子甘草石膏汤。

又曰：发汗后，其人脐下悸者，欲作奔豚，茯苓桂枝甘草大枣汤主之。

又曰：发汗过多，其人叉手自冒心，心下悸，欲得按者，桂枝甘草汤主之。

又曰：发汗后，腹胀满者，厚朴生姜半夏甘草人参汤主之。

又曰：伤寒，若吐若下后，心下逆满，气上冲胸，起则头眩，脉沉紧。发汗则动经，身为振振摇者，茯苓桂枝白术甘草汤主之。

又曰：发汗病不解，反恶寒者，虚故也，芍药甘草附子汤主之。

又曰：发汗，若下之，病仍不解，烦躁者，茯苓四逆汤主之。

又曰：发汗后，恶寒者，虚故也；不恶寒，但热者，实也，当和胃气，与调胃承气汤。雍曰：虚者，芍药甘草附子汤。

又曰：太阳病，发汗后，大汗出，胃中干[19]，烦躁不得眠，欲得饮水者，少少与饮之，令胃气和则愈。若脉浮，小便不利，微热消渴[20]者，五苓散主之。

又曰：发汗已，脉浮数，烦渴者，五苓散主之。

又曰：伤寒汗出而渴者，五苓散主之；不渴者，茯苓甘草汤主之。

又曰：中风发热，六七日不解而烦，有表里证，渴欲饮水，水入则吐者，名曰水逆[21]，五苓散主之。

又曰：未持脉时，病人叉手自冒心，师因教试令咳，而不咳者，此必两耳聋无闻也。所以然者，以[22]重发汗，虚，故如此。常器之云：素无热人，可与芍药附子汤；素有热人，可与黄芪建中汤。

又曰：发汗后，饮水多必喘，以水灌之亦喘。常云：可与麻黄杏子甘草石膏汤。

又曰：发汗后，水药不得入口为逆。若更发汗，必吐下不止。常云：可与半夏茯苓汤。

又曰：发汗吐下后，虚烦不得眠。若剧者，必反复颠倒，心中懊憹，栀子豉汤主之；若少气者，栀子甘草豉汤主之；若呕者，栀子生姜豉汤主之。

又曰：发汗，若下之，而烦热，胸中窒者，栀子豉汤主之。

又曰：伤寒五六日，大下之后，身热不去，心中结痛者，未欲解也，栀子豉汤主之。

又曰：伤寒下后，心烦腹满，卧起不安者，栀子厚朴汤主之。

又曰：凡用栀子汤，病人旧微溏者，不可与服之。

又曰：太阳病发汗，汗出不解，其人仍发热，心下悸，头眩，身瞤动，振振欲擗地者，真武汤主之。

又曰：咽喉干燥者，不可发汗。常氏云：可与小柴胡汤。

又曰：疮家虽身疼痛，不可发汗，汗出则痓。常氏云：可小柴胡汤。

又曰：淋家不可发汗，发汗必便血。

又曰：衄家不可发汗，汗出，必额上陷脉急紧，直视不能眴，不得眠。常氏云：可犀角地黄汤。

又曰：亡血家不可发汗，发汗则寒慄而振。常氏云：可与芍药地黄汤。

又曰：汗家重发汗，必恍惚心乱，小便已阴疼，与禹余粮丸。方本阙。常氏云：禹余粮石一味，火煅散服亦可。雍曰：用禹余粮不用石，石乃壳也。

又曰：病人有寒，复发汗，胃中冷，必吐蛔。常氏云：可服乌梅丸。雍曰：宜服理中丸。

又曰：本发汗，而复下之，此为逆也；若先发汗，治不为逆。本先下之，而反汗之，为逆；若先下之，治不为逆。雍曰：此为病当先汗，而反先下之，故为逆也；若已汗而复下之者，不为逆也。或病当先下，而反先汗之，故为逆也；若已下而后汗之者，不为逆也。如太阳证，当汗，而反下之；少阴证，当下，而反汗之，皆为逆也。

【校注】

① 第：副词。但，只。

② 常颖士器之：名颖士，字器之。南宋绍兴二十四年（1154 年）为国医，尤长于伤寒之诊治，论著已佚。

③ 慓悍：轻捷勇猛。

④ 微发黄色：微，指轻者，皮肤发黄。

⑤ 剧：与前“微”相对而言。

⑥ 论：此指《伤寒论》。

⑦ 阴旦汤：源于《备急千金要方》卷九。

⑧ 消息：斟酌之意。

⑨ 喘家作：喘家，指素有喘疾的人；作，指因风寒引动而发作。

⑩ 类要：指高若讷（字敏之）之《伤寒类要》，未得传本。

⑪ 清便：此指“大小便”。

⑫ 二三度：指发作二三次。

⑬ 重（chóng 虫）：再，重复。

⑭ 脏无他病：指内脏安和。

⑮ 时：指有时。“时发热汗出”常见于内伤杂病。

⑯ 伤寒发汗：伤寒表实证，治用汗法。

⑰ 更：再。

⑱ 止：只。

⑲ 胃中干：因汗出损伤津液而导致的胃中津液不足。

⑳ 消渴：指口渴饮水多，但饮水不解渴的症状。与内科杂病中的消渴不同。

㉑ 水逆：属于蓄水的重证，由于水饮内停，格而不纳，故饮水则吐。

㉒ 以：因。

卷　五

太阳经证治下九十一条

仲景曰：伤寒，医下之，续得下利清谷[①]不止，身疼痛者[②]，急当救里；后身疼痛，清便自调[③]，急当救表。救里宜四逆汤，救表宜桂枝汤。雍曰：此谓太阳证误下之者。

又曰：病发热头痛，脉反沉，若不差，身体疼痛，当救其里，宜四逆汤。雍曰：此太阳病而得少阴脉，故急当救里。

又曰：太阳病，先下之而不愈，因复发汗，以此表里俱虚，其人因致冒，冒家汗出自愈。所以然者，汗出表和故也，得里未和，然后复下之。常氏云：和表，用小柴胡汤；复下，用调胃承气汤。雍曰：汗出表和，则不必复下。

又曰：太阳病未解，脉阴阳俱停　一作微，必先振慄，汗出而解。但阳脉微者，先汗出而解。《千金》云：宜桂枝汤。但阴脉微　一有而尺脉实四字者，下之而解。若欲下之，宜调胃承气汤。一云宜大柴胡汤。

又曰：太阳病，发热汗出者，此为营弱卫强，故使汗出。欲救邪风者，宜桂枝汤。雍曰：邪风，在卫之风也。

又曰：伤寒五六日，中风，往来寒热[④]，胸胁苦满[⑤]，默默不欲饮食，心烦喜呕[⑥]。或胸中烦而不呕，或渴，或腹中痛，或胁下痞硬，或心下悸，小便不利，或不渴，身有微热，或咳者，与小柴胡汤主之。

又曰：血弱气尽，腠理开，邪气因入，与正气相搏，结于胁下。正邪分争，往来寒热，休作有时，默默不欲饮食。脏腑相连，其痛必下，邪高痛下，故使呕也。一云脏腑相连，其病必胁膈中痛。小柴胡汤主之。服柴胡汤已，渴者，属阳明也，以法治之。常器之云：亦与小柴胡汤，待其便坚，方可用调胃承气汤。

又曰：得病六七日，脉迟浮弱，恶风寒，手足温。医二三下之，不能食而胁下满痛，面目及身黄，颈项强，小便难者，与柴胡汤，后必下重；本渴而饮水呕者，柴胡不中与也，食谷者哕。常氏云：可五苓散、小半夏橘皮汤。雍曰：出《千金》十八卷痰饮门。若证象阳旦，小便难者，属桂枝加附子汤，见前卷。

又曰：伤寒四五日，身热恶风，颈项强，胁下满，手足温而渴者，小柴胡汤主之。

又曰：伤寒阳脉涩，阴脉弦，法当腹中急痛，先与小建中汤。不差者，小柴胡汤主之。

又曰：伤寒中风，有柴胡证，但见一证便是，不必悉具。凡柴胡汤病证而下之，若柴胡证不罢者，复与柴胡汤，必蒸蒸而振，却发热汗出而解。雍曰：柴胡汤证，误以他药下之者也。

又曰：伤寒二三日，心中悸而烦者，小建中汤主之。

又曰：太阳病，过经十余日，反二三下之；后四五日，柴胡证仍在者，先与小柴胡汤。呕不止，心下急，郁郁微烦者，为未解也，与大柴胡汤下之则愈。雍曰：呕止小安者，勿服大柴胡也。

又曰：伤寒十三日不解，胸胁满而呕，日晡所发潮热，已而微利。此本柴胡证，下之而不得利，今反利者，知医以丸药下之，非其治也。潮热者，实也，先宜小柴胡汤以解外，后以柴胡加芒硝汤主之。《千金》曰：柴胡加大黄芒硝桑螵蛸汤也。

又曰：伤寒十三日不解，过经谵语者，以内有热也，当以汤下之。若小便利者，大便当硬，而反下利，其脉调和者，知医以丸药下之，非其治也。若自下利者，脉当微厥，今反和者，此为内实也，调胃承气汤主之。

又曰：太阳病不解，热结膀胱，其人如狂，血自下，下者愈。其外不解者，尚未可攻，当先解其外；外解已，但少腹急结者，乃可攻之，宜桃核承气汤。雍曰：外不解者，未可攻，先解其外，《千金》用桂枝汤。

又曰：伤寒八九日，下之，胸满烦惊，小便不利，谵语，一身尽重，不可转侧者，柴胡加龙骨牡蛎汤主之。

又曰：伤寒，腹满，谵语，寸口脉浮而紧，此肝乘脾也，名曰纵，刺期门。伤寒发热，啬啬恶寒，大渴欲饮水，其腹必满，自汗出，小便利，其病欲解，此肝乘肺也，名曰横，刺期门。

又曰：太阳病二日，反躁，反熨其背，而大汗出，火气入胃，胃中水竭，躁烦，必发谵语，十余日振慄自下利者，此为欲解也，后不可火证中日振而反汗出为欲解。故其汗从腰以下不得汗，欲小便不得，反呕，欲失溲，足下恶风，大便硬，小便当数，而反不数及多，大便已，头卓然而痛，其人足心必热，谷气下流故也。常云：可与白虎加人参汤、五苓散、调胃承气汤。雍曰：常氏之意，谓火气入胃，胃中枯燥，故用白虎加人参汤解之，然须无表证，渴饮水者可服，有表证者不可服，以白虎解里热故也。小便不利者，固当用五苓散，然渴饮水者宜服。其大便硬者，用调胃承气汤，亦小便不利则可服；小便利者，反不可服。振慄反汗出者，若自下利，皆不宜服。若无上诸证，而大便硬或不通，谵语仍在者，然后可服。此一论证多，宜审之。若欲解诸证未生时势，须先去火邪，宜救逆汤。

又曰：太阳病中风，以火劫发汗，邪风被火热，血气流溢，失其常度，两阳相熏灼，其身发黄。阳盛则欲衄，阴虚则小便难。阴阳俱虚竭，身体则枯燥，但头汗出，剂[⑦]颈而还，腹满微喘，口干咽烂，或不大便，久则谵语，甚者至哕，手足躁扰，捻衣摸床，小便利者，其人可治。常氏云：可桂枝去芍药加龙骨牡蛎救逆汤、五苓散、大承气汤。雍曰：救逆则可，阴阳俱虚，身体枯燥，大承气不敢用。小便不利，与五苓散。发黄者，茵陈蒿汤。

又曰：伤寒脉浮，医以火迫劫之，亡阳[⑧]，必惊狂，起卧不安者，桂枝去芍药加蜀漆龙骨牡蛎救逆汤主之。

又曰：形作伤寒，其脉不弦紧而弱，弱者必渴，被火者必谵语。弱者发热脉浮，解之，当汗出愈。常氏云：可救逆汤。

又曰：太阳病，以火熏之，不得汗，其人必躁。到经不解，必圊血[⑨]，名为火邪。常氏云：可依前救逆汤、黄芩芍药汤。

又曰：脉浮热甚，而反灸之，此为实。实以虚治，因火而动，必咽燥唾血。常氏云：可依前救逆汤。

又曰：微数之脉，慎不可灸，因火为邪，则为烦逆。追虚逐实，血散脉中，火气虽微，内攻有力，焦骨伤筋，血难复也。常氏云：可依前救逆汤；欲其有汗，宜柴胡桂枝汤。

又曰：脉浮，宜以汗解，用火灸之，邪无从出，因火而盛，病从腰以下必重而痹，名火逆也。欲自解者，必当先烦，乃有汗而解。何以知之？脉浮，故知汗出解也。雍曰：宜少与救逆汤。《活人书·第十方》

又曰：烧针令其汗，针处被寒，核起而赤者，必发奔豚[⑩]。气从少腹上冲心者，灸其核上各一壮，与桂枝加桂汤，更加桂二两。

又曰：火逆下之，因烧针烦躁者，桂枝甘草龙骨牡蛎汤主之。

又曰：太阳伤寒者，加温针，必惊也。常氏曰：可依前救逆汤。

又曰：太阳病，当恶寒发热，今自汗出，反不恶寒发热，关上脉细数者，以医吐之过也。一二日吐之者，腹中饥，口不能食；三四日吐之者，不喜糜粥，欲食冷食，朝食暮吐，以医吐之所致也，此为小逆。常氏曰：可与小半夏汤、小温中汤，亦可与半夏干姜汤，出《金匮》方。雍曰：《活人书》大半夏汤、小半夏加茯苓汤、半夏生姜汤，皆可选用。

又曰：太阳病，吐之，但太阳病当恶寒，今反不恶寒，不欲近衣，此为吐之内烦也。常氏曰：可与竹叶石膏汤。

又曰：病人脉数，数为热，当消谷引食，而反吐者，此以发汗，令阳气微，膈气虚，脉乃数也。数为客热，不能消谷，以胃中虚冷，故吐也。常氏云：可与小半夏汤、小温中汤。

又曰：太阳病，过经十余日，心下温温[11]欲吐，而胸中痛，大便反溏，腹微满，郁郁微烦，先此时自极吐下者，与调胃承气汤。若不尔者，不可与。但欲呕，胸中痛，微溏者，此非柴胡证，以呕，故知极吐下也。雍曰：与调胃承气汤者，谓前证也；后证但欲呕以下，非柴胡证，宜橘皮汤、大半夏加橘皮汤。

又曰：太阳病六七日，表证仍在，脉微而沉，反不结胸，其人发狂者，以热在下焦，少腹当硬满，小便自利者，下血乃愈。所以然者，以太阳随经，瘀热在里故也，抵当汤主之。

又曰：太阳病，身黄，脉沉结，少腹硬，小便不利者，为无血也；小便自利，其人如狂者，血证谛也，抵当汤主之。常氏云：小便不利无血者，与五苓散。

又曰：伤寒有热，少腹满，应小便不利，今反利者，为有血也，当下之，不可余药，宜抵当丸。

又曰：太阳病，小便利者，以饮水多，必心下悸，小便少者，必苦里急也。常氏曰：可茯苓桂枝甘草生姜汤、猪苓汤。雍曰：小便利，用茯苓桂枝白术甘草汤；小便少，应用猪苓汤。

仲景问曰：病有结胸[12]，有脏结[13]，其状何如？答曰：按之痛，寸脉浮，关脉沉，名曰结胸也。

又曰：何谓脏结？答曰：如结胸状，饮食如故，时时下利，寸口脉浮，关脉小细沉紧，名曰脏结。舌上白苔滑者，难治。常氏曰：可刺关元穴。

又曰：脏结无阳证，不往来寒热一云寒而不热，其人反静，舌上苔滑者，不可攻也。常氏云：可刺关元穴。雍曰：宜灸。

又曰：病发于阳而反下之，热入因作结胸；病发于阴而反下之一作汗之，《千金》方同，因作痞。所以成结胸者，以下之太早故也。

又曰：结胸者，项亦强，如柔痓状，下之则和，宜大陷胸丸。

又曰：结胸证，其脉浮大者，不可下，下之则死。常氏云：可与增损理中丸并蜜丸服，如未效，用黄连七寸，巴豆七粒，二味捣如泥，封脐上，灼艾灸热，渐效。

又曰：结胸证悉具，烦躁者亦死。

又曰：太阳病，脉浮而动数，浮则为风，数则为热，动则为痛，数则为虚。头痛发热，微盗汗出，而反恶寒者，表未解也。医反下之，动数变迟，膈内拒痛一云头痛则眩，《千金》方同，胃中空虚，客气动膈，短气躁烦，心中懊憹，阳气内陷，心下因硬，则为结胸，大陷胸汤主之。若不结胸，但头汗出，余处无汗，剂颈而还，小便不利，身必发黄也。常氏云：发黄者，与茵陈蒿汤。煎茵陈浓汁，调五苓散亦可。

又曰：伤寒六七日，结胸热实，脉沉而紧，心下痛，按之石硬者，大陷胸汤主之。

又曰：伤寒十余日，热结在里，复往来寒热者，与大柴胡汤。但结胸，无大热者，此为水结在胸胁也。但头微汗出者，大陷胸汤主之。

又曰：太阳病，重发汗而复下之，不大便五六日，舌上燥而渴，日晡所[14]小有潮热 一云日晡所发心胸大烦，从心下至少腹硬满而痛不可近[15]者，大陷胸汤主之。

又曰：小结胸病，正在心下，按之则痛[16]，脉浮滑者，小陷胸汤主之。

又曰：太阳病，二三日，不能卧，但欲起，心下必结，其脉微弱者，此本有寒分也。常云：可增损理中丸。反下之，若利止，必作结胸。常云：可大小陷胸汤主之。利未止者，四日复下之，此作协热利也。常云：白头翁汤。

又曰：太阳病，下之，其脉促 一作纵，不结胸者，此为欲解也。脉浮者，必结胸。常云：可增损理中丸。脉紧者，必咽痛。常云：可桔梗甘草汤。脉弦者，必两胁拘急。常云：小柴胡汤。脉细数者，头痛未止。常云：可葱须汤。脉沉紧者，必欲呕。常云：可七物黄连汤。脉沉滑者，协热利。常云：可白头翁汤。脉浮滑者，必下血。常云：可与《类要》柏皮汤。

又曰：病在阳，应以汗解之，反以冷水潠[17]之。若灌之，其热被劫不得去，弥更益烦，肉上粟起，意欲饮水，反不渴者，服文蛤散。若不差[18]者，与五苓散。寒实结胸，无热证者，与三物小陷胸汤，白散亦可服。

又曰：太阳与少阳并病，头项强痛，或眩冒，时如结胸，心下痞硬者，当刺大椎第一间、肺俞、肝俞，慎不可发汗。发汗则谵语，脉弦，五六日谵语不止，当刺期门。

又曰：妇人中风，发热恶寒，经水适来，得之七八日，热除，而脉迟身凉，胸胁下满如结胸状，谵语者，此为热入血室[19]也。当刺期门，随其实而泻之。常氏云：随其实而泻，谓针家当行泻法也，亦可用小柴胡汤。

又曰：妇人中风七八日，续得寒热，发作有时，经水适断者，此为热入血室。其血必结，故使如疟状，发作有时，小柴胡汤主之。

又曰：妇人伤寒，发热，经水适来，昼日明了，暮则谵语，如见鬼状，此为热入血室。无犯胃气及上二焦，必自愈。雍曰：上焦中焦，营卫所出也，如不自愈者，服小柴胡汤。

又曰：伤寒六七日，发热，微恶寒，支[20]节烦疼，微呕，心下支结，外证未去者，柴胡桂枝汤主之。

又曰：伤寒五六日，已发汗而复下之，胸胁满微结，小便不利，渴而不呕，但头汗出，往来寒热，心烦者，为未解也，柴胡桂枝干姜汤主之。

又曰：伤寒五六日，头汗出，微恶寒，手足冷，心下满，口不欲食，大便硬，脉细者，此为阳微结，必有表复有里也。脉沉，亦在里也。汗出为阳微，假令纯阴结，不得复有外证，悉入在里，此为半在里半在外也。脉虽沉紧，不得为少阴病。所以然者，阴不得有汗，今头汗出，故知非少阴也，可与小柴胡汤。设不了了者，得屎而解。雍曰：实者，大柴胡；虚者，蜜煎导之。

又曰：伤寒五六日，呕而发热者，柴胡汤证具，而以他药下之，柴胡证仍在者，复与柴胡汤，此虽已下之，不为逆，必蒸蒸而振，却发热汗出而解。若心下满而硬痛者，此为结胸也，大陷胸汤主之。但满而不痛者，此为痞，柴胡不中与之，宜半夏泻心汤。

又曰：太阳少阳并病，而反下之，成结胸，心下硬，下利不止，水浆不下，其人心烦。常氏曰：可半夏、生姜二泻心汤。

又曰：脉浮而紧，而复下之，紧反入里，则作痞，按之自濡[21]，但气痞[22]耳。常氏曰：可小陷胸汤、生姜泻心汤。雍曰：宜半夏泻心汤、枳实理中丸。

又曰：太阳中风，下利呕逆，表解者，乃可攻之。其人漐漐汗出[23]，发作有时，头痛，心下痞硬，满引胁下痛，干呕短气，汗出不恶寒者，此表解里未和也，十枣汤主之。雍曰：十枣汤太峻，后人未易用，当以槟榔汤代之。

又曰：太阳病，医发汗，遂发热恶寒。因复下之，心下痞，表里俱虚，阴阳气并竭，无阳则阴独。复加烧针，因胸烦，面色青黄，肤瞤者，难治；今色微黄，手足温者，易愈。常氏曰：可生姜泻心汤、小柴胡汤、桂枝去芍药加龙骨牡蛎救逆汤。雍曰：此难治之证，一言不可尽，临时更详轻重，痞甚，则先泻心；发热恶寒甚，则先柴胡；火逆甚，则先救逆，从所重治之。

又曰：心下痞，按之濡，其脉关上浮[24]者，大黄黄连泻心汤主之。

又曰：心下痞，而复恶寒汗出者，附子泻心汤主之。

又曰：本以下之，故心下痞，与泻心汤。痞不解，其人渴而口燥烦，小便不利者，五苓散主之。一方云：忍之一日乃愈。

又曰：伤寒汗出解之后，胃中不和，心下痞硬，干噫食臭[25]，胁下有水气，腹中雷鸣下利者，生姜泻心汤主之。

又曰：伤寒中风，医反下之，其人下利日数十行，谷不化[26]，腹中雷鸣，心下痞硬而满，干呕，心烦不得安。医见心下痞，谓病不尽，复下之，其痞益甚。此非结热，但以胃中虚，客气上逆，故使硬也，甘草泻心汤主之。

又曰：伤寒服汤药，下利不止，心下痞硬。服泻心汤已，复以他药下之，利不止。医以理中与之，利益甚。理中者，理中焦，此利在下焦，赤石脂禹余粮汤主之。复利不止者，当利其小便。常氏云：可五苓散。

又曰：伤寒吐下后，发汗，虚烦，脉甚微。八九日心下痞硬，胁下痛，气上冲咽喉，眩冒，经脉动惕者，久而成痿。常氏云：可茯苓甘草白术生姜汤。成痿者，振痿汤。雍曰：当作茯苓桂枝白术甘草汤。

又曰：伤寒发汗，若吐若下，解后，心下痞硬，噫气不除者，旋覆代赭汤主之。

又曰：下后，不可更行桂枝汤。若汗出而喘，无大热者，可与麻黄杏仁甘草石膏汤。

又曰：太阳病，外证未除，而数下之，遂协热而利，利下不止，心下痞硬，表里不解者[27]，桂枝人参汤主之。

又曰：伤寒大下后，复发汗，心下痞，恶寒者，表未解也。不可攻痞，当先解表，表解，乃可攻痞。解表，宜桂枝汤；攻痞，宜大黄黄连泻心汤。

又曰：伤寒发热，汗出不解，心下痞硬，呕吐而下利者，大柴胡汤主之。

又曰：病如桂枝证，头不痛，项不强，寸脉微浮，胸中痞硬。气上冲咽喉不得息者，此为胸有寒也，当吐之，宜瓜蒂散。

又曰：病人胁下素有痞，连在脐旁，痛引少腹，入阴筋者，此名脏结，死。常氏云：可刺大赫，在腹部第二行。

又曰：伤寒若吐若下后，七八日不解，热结在里，表里俱热，时时恶风，大渴，舌上干燥而烦，欲饮水数升者，白虎加人参汤主之。

又曰：伤寒无大热，口燥渴，心烦，背微恶寒[28]者，白虎加人参汤主之。

又曰：伤寒脉浮，发热无汗，其表不解者，不可与白虎汤。渴欲饮水，无表证者，白虎加人参汤主之。

又曰：太阳少阳并病，心下硬，颈项强而眩者，当刺大椎、肺俞、肝俞，慎勿下之。

又曰：太阳与少阳合病，自下利者，与黄芩汤；若呕者，黄芩加半夏生姜汤主之。

又曰：伤寒，胸中有热，胃中有邪气，腹中痛，欲呕吐者，黄连汤主之。

又曰：风湿相搏，骨节烦疼，掣[29]痛不得屈伸，近之则痛剧，汗出短气，小便不利，恶风不欲去衣，或身微肿者，甘草附子汤主之。

又曰：伤寒脉浮滑，此表有热，里有寒，白虎汤主之。雍曰：此一证传写之误。校正者谓热结在里，表里俱热，此即仲景吐下后，欲饮水数升，白虎加人参汤之证，又非此也。仲景别条云：伤寒脉浮，发热无汗，其表不解，不可与白虎，表不解者，尚不可服，况里有寒者乎？详此证，当作伤寒脉浮滑，此表里有热，白虎汤主之。是亦仲景之言，故仲景厥阴论中，脉滑而厥，亦为里有热，亦用白虎也。

又曰：伤寒，脉结代，心动悸，炙甘草汤主之。

又曰：脉按之来缓，时一止复来者，名曰结。又脉来动而中止，更来小数，中有还者反动，名曰结，阴也。脉来动而中止，不能自还，因而复动，名曰代，阴也。得此脉者，必难治。雍曰：宜炙甘草汤。难治者，谓代，阴脉也。《金匮要略》云：脉结心悸，炙甘草汤是也。

仲景曰：伤寒八九日，风湿相搏，身体疼烦，不能自转侧，不呕不渴，脉浮虚而涩者，桂枝附子汤主之。若其人大便硬，小便自利者，去桂枝加白术汤主之。雍曰：桂枝附子汤，非桂枝加附子汤也，朱氏名曰桂附汤者是也。所主不同，而世多误用，故朱氏少辨其名。今桂枝加附子汤，系桂枝第六方。桂枝附子汤，系桂枝第十七方。去桂加白术者，谓自桂枝附子汤中去桂枝加白术，非谓桂枝加附子汤中加减也。宜详之。

又曰：病欲吐者，不可下。常氏云：可小半夏加橘皮汤。

又曰：太阳病，有外证未解，不可下，下之为逆。常氏云：可桂枝麻黄各半汤。雍曰：依可汗证中，用桂枝二麻黄一汤。

又曰：病发于阳，而反下之，热入因作结胸；病发于阴，而反下之 官本及《脉经》汗之，皆作下之，因作痞。脉浮而紧，而复下之，紧反入里，则作痞。常氏云：可小陷胸汤、泻心汤。雍曰：宜用半夏泻心汤。

【校注】

① 下利清谷：指粪便中有未经消化的食物，因脾肾阳虚所致。

② 身疼痛者：此指太阳表邪未解。

③ 清便自调：指大便恢复正常，是内脏安和的表现。下同。

④ 往来寒热：指恶寒发热交替出现。

⑤ 胸胁苦满：指病人苦于胸胁满闷，或被胸胁满闷所苦。

⑥ 心烦喜呕：热郁则心烦，木郁犯胃则呕，呕则气机畅达，为肝之所喜。

⑦ 剂：《说文》"齐也"。

⑧ 亡阳：损耗阳气。此指阳气损伤的程度，非指阳气败亡。

⑨ 圊（qīng 青）血：即便血。

⑩ 奔豚：证候名。是以小猪的奔突状态来形容病人自感有气从少腹上冲胸咽，发作痛苦异常，时发时止的证候。下同。

⑪ 温温：《玉函》卷二作"嗢嗢"，亦通"愠愠""蕴蕴"。谓蓄积郁结之感。

⑫ 结胸：证候名，指有形之邪凝结于胸膈，以胸脘部疼痛为主证的一种病证。

⑬ 脏结：证候名，其证与结胸相似，但病变性质不同，是脏气虚衰，阴寒凝结的一种病证。

⑭ 日晡所：指午后申时左右（即下午 3 至 5 时左右）。

⑮ 痛不可近：指疼痛程度甚，不可触按。

⑯ 按之则痛：指疼痛程度轻，不按则疼痛不明显。

⑰ 潠（xùn 迅）：同噀。喷水。

⑱ 差：同瘥。病愈。

⑲ 血室：此指"子宫"。

⑳ 支：同"肢"。

㉑ 按之自濡：指按之柔软，无压痛。

㉒ 气痞：气机痞塞。

㉓ 漐漐汗出：形容汗出量少，皮肤潮润之状。

㉔ 脉关上浮：关脉候胃，关上脉浮，因胃热盛。

㉕ 干噫食臭：噫同嗳。干噫食臭即嗳气时有食物腐败的气味。

㉖ 谷不化：指粪便中有不消化的食物。多因脾胃不和所致。

㉗ 表里不解者：太阳病数下之，中阳已伤，但表邪未解，治宜温中解表的桂枝人参汤。

㉘ 背微恶寒：恶寒在背，且程度轻，因汗出腠理疏松，不胜风袭。不属于太阳表证。

㉙ 掣（chè 彻）：拉，牵引。

卷　六

阳明经证治八十七条

仲景曰：尺寸俱长者，阳明受病也，当二三日发。以其脉侠鼻，络于目，故身热，目疼，鼻干，不得卧。庞氏曰：此证恶寒，可发汗。若恶寒罢，反自汗恶热者，为胃家实，属正阳阳明，宜调胃承气汤。

仲景问曰：病有太阳阳明，有正阳阳明，有少阳阳明，何谓也？答曰：太阳阳明者，脾约是也；正阳阳明者，胃家实是也；少阳阳明者，发汗利小便已，胃中燥烦实，大便难是也。庞氏曰：本太阳病，若发汗，若下，若利小便，此亡津液，胃中干燥，因转属阳明，名曰太阳阳明也；本传到少阳，因发汗，利小便，胃中燥，大便难者，名曰少阳阳明也；病人本风盛气实，津液消烁，或始恶寒，汗出后，恶寒既罢，而反发热，或始得病，便发热狂言者，名曰正阳阳明也。凡阳明证俱宜下，唯中寒、恶寒为病在经，与太阳合病属表，可发其汗。

又曰：阳明之为病，胃家实是也。《千金》作胃中寒者非。

又问曰：何缘得阳明病？答曰：太阳病，若发汗，若下，若利小便，此亡津液，胃中干燥，因转属阳明。不更衣[①]、内实[②]、大便难[③]者，此名阳明也。

又问曰：阳明病，外证云何？答曰：身热，汗自出，不恶寒，反恶热也。

又问曰：病有得之一日，不发热而恶寒者，何也？答曰：虽得之一日，恶寒将自罢，即自汗出而恶热也。

又问曰：恶寒何故自罢？答曰：阳明居中土也，万物所归，无所复传，始虽恶寒，二日自止，此为阳明病也。

又曰：本太阳，初得病时发其汗，汗先出不彻，因转属阳明也。

又曰：伤寒发热无汗，呕不能食，而反汗出濈濈[④]然者，是转属阳明也。

又曰：伤寒三日，阳明脉大。

又曰：伤寒脉浮而缓，手足自温者，是为系在太阴。太阴者，身当发黄。若小便自利者，不能发黄；至七八日，大便硬者，为阳明病也。

又曰：伤寒转系阳明者，其人濈然微汗出也。

又曰：阳明中风，口苦咽干，腹满微喘，发热恶寒，脉浮而紧。若下之，则腹满小便难也。常氏云：可桂枝麻黄各半汤、小柴胡汤。

又曰：阳明病，若能食，名中风；不能食，名中寒。

又曰：阳明病，若中寒者，不能食，小便不利，手足濈然汗出，此欲作固瘕[⑤]，必大便初硬后溏。所以然者，以胃中冷，水谷不别[⑥]故也。常氏云：可理中汤、猪苓汤。

又曰：阳明病，初欲食，小便反不利，大便自调，其人骨节疼，翕翕如有热状，奄然发狂，濈然汗出而解者，此水不胜谷气，与汗共并，脉紧则愈。常氏云：疑阙麻黄汤一法。又一本云：脉去则愈。雍曰：《千金翼》作坚者则愈，无脉字。证既有误，未可便用麻黄汤也。若脉浮而紧，无汗者，则可用。三书之误，是误以紧为坚者，为去，或漏“脉”字，或漏“者”字，当云脉紧者则愈。

又曰：阳明病欲解时，从申至戌上。

又曰：阳明病，不能食，攻其热必哕。所以然者，胃中虚冷故也。以其人本虚，故攻其热必哕。常云：可温中汤。《金匮》方，小半夏汤亦可。

又曰：阳明病，脉迟，食难用饱，饱则微烦，头眩，必小便难，此欲作谷瘅。虽下之，腹满如故，所以然者，脉迟故也。常氏云：茯苓汤、五苓散。雍曰：已发黄者，茵陈蒿汤。

又曰：阳明病，法多汗，反无汗，其身如虫行皮中状者，此以久虚故也。常氏云：可桂枝加黄芪汤。雍曰：以无汗，故如虫行皮中状，须小汗乃解，宜桂枝麻黄各半汤。此汤解身痒，能小汗故也。

又曰：阳明病，反无汗而小便利，二三日呕而咳，手足厥者，必苦头痛；若不咳，不呕，手足不厥者，头不痛。常氏云：《类要》用小建中汤，误也。可小柴胡汤。雍曰：手足厥者，宜小建中汤。

又曰：阳明病，但头眩，不恶寒，故能食而咳，其人必咽痛；若不咳者，咽不痛。常氏云：可服茯苓甘草白术生姜汤 未见方。咽痛者，宜桔梗汤。

又曰：阳明病，无汗，小便不利，心中懊憹者，身必发黄。常氏云：可茵陈蒿汤调五苓散。

又曰：阳明病，被火，额上微汗出，而小便不利者，必发黄。常氏云：可与茵陈蒿汤调五苓散。

又曰：阳明病，脉浮而紧者，必潮热，发作有时，但浮者，必盗汗出。常氏云：可与柴胡桂枝汤。

又曰：阳明病，口燥，但欲漱水不欲咽者，此必衄。常氏云：可黄芩芍药地黄汤。当作黄芩芍药甘草汤，此句后增，非郭氏语。

又曰：阳明病，本自汗出，医更重发汗。病已差，尚微烦不了了者，此大便必硬故也。以亡津液，胃中干燥，故令大便硬。当问其小便日几行，若本小便日三四行，今日再行，故知大便不久出。今为小便数少，以津液当还入胃中，故知不久必大便也。

又曰：伤寒呕多，虽有阳明证，不可攻之。常云：可小柴胡汤。

又曰：阳明病，心下硬满者，不可攻之。攻之，利遂不止者死；利止者愈。常氏云：未攻者，可与生姜泻心汤；利不止者，四逆汤。

又曰：阳明病，面合赤色，不可攻之，必发热色黄，小便不利也。常氏云：可五苓散。雍曰：既不可攻，则调胃承气不可用，但煎茵陈蒿汤调五苓散服之。

又曰：阳明病，不吐不下，心烦者，可与调胃承气汤。

又曰：阳明病，脉迟，虽汗出，不恶寒者，其身必重，短气，腹满而喘，有潮热者，此外欲解，可攻里也。手足濈然汗出者，此大便已硬也，大承气汤主之。若汗多，微发热恶寒者，外未解也，其热不潮，未可与承气汤。若腹大满不通者，可与小承气汤微和胃气，勿令大泄下。

又曰：阳明病，潮热，大便微硬者，可与大承气汤。不硬者，不可与之。若不大便六七日，恐有燥屎，欲知之法，少与小承气汤，汤入腹中，转失气者，此有燥屎也，乃可攻之。若不转失气者，此但初头硬，后必溏，不可攻之，攻之必胀满不能食也，欲饮水者，与水则哕，其后发热者，必大便复硬而少也，以小承气汤和之。不转失气者，慎不可攻也。

又曰：夫实则谵语[7]，虚则郑声[8]。郑声者，重语也。直视谵语，喘满者死，下利者亦死。

又曰：发汗多，若重发汗者，亡其阳。谵语，脉短者死，脉自和者不死。

又曰：伤寒，若吐若下后不解，不大便五六日，上至十余日，日晡所发潮热，不恶寒，独语如见鬼状。若剧者，发则不识人，循衣摸床[9]，惕而不安，微喘直视，脉弦者生，涩者死。微者，但发热谵语者，大承气汤主之。若一服利，止后服。

又曰：阳明病，其人多汗，以津液外出，胃中燥，大便必硬，硬则谵语，小承气汤主之。若一服谵语止者，更莫复服。

又曰：阳明病，谵语，发潮热，脉滑而疾者，小承气汤主之。因与承气汤一升，腹中转失气者，更服一升；若不转失气者，勿更与之。明日又不大便，脉反微涩者，里虚也，为难治，不可更与承气汤也。常氏云：可用黄芪人参建中汤。

又曰：阳明病，谵语，有潮热，反不能食者，胃中必有燥屎五六枚也；若能食者，但硬耳，宜大承气汤下之。

又曰：阳明病，下血谵语者，此为热入血室。但头汗出者，刺期门，随其实而泻之，濈然汗出则愈。雍曰：此是妇人证。

又曰：汗出谵语者，以有燥屎在胃中，此为风也，须下之，过经乃可下之。下之若早，语言必乱，以表虚里实故也。下之则愈，宜大承气汤。

又曰：伤寒四五日，脉沉而喘满。沉为在里，而反发其汗，津液越出，大便为难，表虚里实，久则谵语。常氏云：喘满无大热者，可麻黄杏仁甘草石膏汤；里实谵语者，调胃承气汤。

又曰：三阳合病，腹满身重，难以转侧，口不仁，面垢，谵语遗尿。发汗则谵语，下之则额上生汗，手足逆冷。若自汗出者，白虎汤主之。庞氏在少阳证。

又曰：二阳并病，太阳证罢，但发潮热，手足漐漐汗出，大便难而谵语者，下之则愈，宜大承气汤。

又曰：阳明病，脉浮而紧，咽燥口苦，腹满而喘，发热汗出，不恶寒，反恶热，身重。若发汗则躁，心愦愦[10]，反谵语；若加烧针，必怵惕[11]，烦躁不得眠；若下之，则胃中空虚，客气动膈，心中懊憹，舌上苔者，栀子豉汤主之。庞氏云：脉浮紧，当无汗，反有汗，咽燥，腹满，恶热，法当下之，而反脉浮紧，不可下，此恐变风湿，宜细详之。

又曰：若渴欲饮水，口干舌燥者，白虎加人参汤主之。

又曰：若脉浮发热，渴欲饮水，小便不利者，猪苓汤主之。

又曰：阳明病，汗出多而渴者，不可与猪苓汤，以汗多胃中燥，猪苓汤复利其小便故也。常氏云：可与白虎加人参汤。雍曰：宜柴胡桂枝汤和荣卫，通津液也。

又曰：脉浮而迟，表热里寒，下利清谷者，四逆汤主之。

又曰：若胃中虚冷，不能食者，饮水则哕。常氏云：可温中汤。《金匮》方二物

又曰：脉浮发热，口干鼻燥，能食者则衄。常氏云：可黄芩汤。

又曰：阳明病，下之，其外有热，手足温，不结胸，心中懊憹，饥不能食，但头汗出者，栀子豉汤主之。

又曰：阳明病，发潮热，大便溏，小便自可，胸胁满不去者，与小柴胡汤主之。

又曰：阳明病，胁下硬满，不大便而呕，舌上白苔者，可与小柴胡汤。上焦得通，津液得下，胃气因和，身濈然而汗出解也。

又曰：阳明中风，脉弦浮大而短气，腹都满[12]，胁下及心痛，久按之气不通，鼻干不得汗，嗜卧，一身及目悉黄，小便难，有潮热，时时哕，耳前后肿，刺之小差。外不解，病过十日，脉续浮者，与小柴胡汤。

又曰：脉但浮，无余证者，与麻黄汤。若不尿，腹满加哕者，不治。雍曰：《千金》通续前证为一证，似当理。

又曰：阳明病，自汗出，若发汗，小便自利者，此为津液内竭，虽硬不可攻之，当须自欲大便，宜蜜煎导[13]而通之。若土瓜

根及大猪胆汁，皆可为导。

又曰：阳明病，脉迟，汗出多，微恶寒者，表未解也，可发汗，宜桂枝汤。

又曰：阳明病，脉浮，无汗而喘者，发汗则愈，宜麻黄汤。

又曰：阳明病，发热汗出，此为热越，不能发黄也。但头汗出，身无汗，剂颈而还，小便不利，渴饮水浆者，此为瘀热在里，身必发黄，茵陈蒿汤主之。

又曰：阳明证，其人喜忘[14]者，必有蓄血。所以然者，本有久瘀血，故令喜忘，屎虽硬，大便反易，其色必黑，宜抵当汤下之。

又曰：阳明病，下之，心中懊憹而烦，胃中有燥屎者，可攻。腹微满，初头硬，后必溏，不可攻之。若有燥屎者，宜大承气汤。

又曰：病人不大便五六日，绕脐痛，烦躁，发作有时者，此有燥屎，故使不大便也。常氏云：可小承气汤。

又曰：病人烦热，汗出则解，又如疟状，日晡所发热者，属阳明也。脉实者，宜下之；脉浮虚者，宜发汗。下之，与大承气汤；发汗，宜桂枝汤。

又曰：大下后，六七日不大便，烦不解，腹满痛者，此有燥屎也。所以然者，本有宿食故也，宜大承气汤。

又曰：病人小便不利，大便乍难乍易[15]，时有微热，喘冒不能卧者，有燥屎也，宜大承气汤。

又曰：食谷欲呕者，属阳明也，吴茱萸汤主之。得汤反剧者，属上焦也。常氏云：可橘皮汤。《类要》云：橘皮一两，甘草一两，生姜四两，人参三两，为末，水煎服。

又曰：太阳病，寸缓、关浮、尺弱，其人发热汗出，复恶寒，不呕，但心下痞者，此以医下之也。如其不下者，病人不恶寒而渴者，此转属阳明也。小便数者，大便必硬，不更衣十日，无所苦也。渴欲饮水者，少少与之，但以法救之。渴者，宜五苓散。

又曰：阳脉微而汗出少者，为自和也；汗出多者为太过。阳脉实，因发其汗，出多者，亦为太过。太过为阳绝于里，亡津液，大便因硬也。常氏云：可与小柴胡汤和其津液，如便益坚，可调胃承气汤。雍曰：通津液用柴胡桂枝汤尤稳，如不得已，至用承气汤，防下后变作狐惑[16]，宜小小通之。

又曰：脉浮而芤，浮为阳，芤为阴，浮芤相搏，胃气生热，其阳则绝。常氏云：可柴胡汤。

又曰：趺阳脉浮而涩，浮则胃气强，涩则小便数，浮涩相搏，大便则硬，其脾为约，麻仁丸主之。

又曰：太阳病三日，发汗不解，蒸蒸发热者，属胃也，调胃承气汤主之。

又曰：伤寒吐后，腹胀满者，与调胃承气汤。

又曰：太阳病，若吐若下若发汗后，微烦，小便数，大便因硬者，与小承气汤，和之愈。

又曰：得病二三日，脉弱，无太阳柴胡证，烦躁，心下硬，至四五日，虽能食，以小承气汤少少与，微和之，令小安，至六日，与承气汤一升。若不大便六七日，小便少者，虽不能食，但初头硬，后必溏，未定成硬，攻之必溏；须小便利，屎定硬，乃可攻之，宜大承气汤。

又曰：伤寒六七日 《千金》作七八日，目中不了了[17]，睛不和[18]，无表里证，大便难，身微热者，此为实也，急下之，宜大承气汤。

又曰：阳明病，发热，汗多者，急下之，宜大承气汤。一云大柴胡汤。

又曰：发汗不解，腹满痛者，急下之，宜大承气汤。

又曰：腹满不减，减不足言，当下之，宜大承气汤。

又曰：阳明少阳合病，必下利，其脉不负者顺也；负者，失也。互相克贼，名为负也。

又曰：脉滑而数者，有宿食也。当下之，宜大承气汤。雍曰：此本文与前证相连，恐是合病脉滑数者，更详之。

又曰：病人无表里证，发热七八日，虽脉浮数者，可下之。假令已下，脉数不解，合热则消谷善饥，至六七日不大便者，有瘀血也，宜抵当汤。

又曰：若脉数不解，而下不止，必协热而便脓血也。常氏云：可白头翁汤。《千金方》通前证合为一证。

又曰：伤寒发汗已，身目为黄，所以然者，以寒湿在里，不解故也。以为不可下也，于寒湿中求之。常氏云：可五苓散。

又曰：伤寒七八日，身黄如橘子色，小便不利，腹微满者，茵陈蒿汤主之。

又曰：伤寒，身黄发热，栀子柏皮汤主之。

又曰：伤寒，瘀热在里，身必发黄，麻黄连轺[19]赤小豆汤主之。

【校注】

① 不更衣：此指“不大便”。更衣，旧时解大便的雅称。

② 内实：阳明腑实重证，伴有腹满、腹痛、拒按的症状。

③ 大便难：其症状轻于内实证，重于不更衣证。

④ 濈濈：此指“汗出连绵不断”。

⑤ 固瘕：因胃中虚冷，水谷不消而结积的病患，其特征为大便初硬后溏。

⑥ 水谷不别：大便中有不消化的食物与水液混杂在一起。

⑦ 谵语：神志不清，胡言乱语，语无伦次，声高气粗的表现。多见于实热证。

⑧ 郑声：语言重复，声音低微。多见于虚寒证。

⑨ 循衣摸床：同捻衣摸床。病人两手不自觉地循衣被、床帐，反复摸弄，多见

于热病后期的危重证候和神志昏迷的病人。

⑩ 愦愦：心乱。《说文》：乱也。《集韵》：心乱也。

⑪ 怵惕：恐惧貌。《说文》：怵，恐也。

⑫ 腹都满：即腹部满。

⑬ 导：导有因势利导之意。将药物纳入肛门引起排便，叫导法。属于中医外治法的一种。

⑭ 喜忘：喜当“善”字解，喜忘即健忘、善忘之义。

⑮ 乍难乍易：时难时易。乍，“或者”也。

⑯ 狐惑：病名，以咽喉、前后二阴溃疡为特征。

⑰ 目中不了了：即视物不清。

⑱ 睛不和：指眼球转动不灵活。

⑲ 连轺：即连翘。

少阳经证治十一条

仲景曰：脉尺寸俱弦者，少阳受病也，当三四日发。其脉循胁，络于耳，故胸胁痛而耳聋。三阳皆受病，未入于府者，可汗而已。

又曰：少阳之为病，口苦、咽干、目眩[①]也。

又曰：少阳中风，两耳无所闻，目赤，胸中满而烦者，不可吐下，吐下则悸而惊。庞氏云：可小柴胡汤。常氏云：吐下惊而悸者，可桂枝去芍药加龙骨牡蛎汤。雍曰：此证当服柴胡加龙骨牡蛎汤，用桂枝非也。

又曰：伤寒脉弦细，头痛发热者，属少阳。少阳不可发汗，发汗则谵语。此属胃，胃和则愈，胃不和则烦而悸一作躁。庞氏云：多少阳者，宜调胃承气汤，此属少阳阳明证。少阳宜和表，鲜有汗证。仲景少阳和表，宜小柴胡汤。

又曰：本太阳病不解，转入少阳，胁下硬满，干呕不能食，往来寒热，尚未吐下，脉沉紧者，与小柴胡汤。庞氏云：脉紧者，与小柴胡加牡蛎汤。

又曰：若已吐、下、发汗、温针，谵语，柴胡汤证罢，此为坏病，知犯何逆，以法治之。庞氏曰：犯何逆？犯四温病[②]，坏病也。雍曰：千金方通前合为一证，则小柴胡首尾备见为当。温针谵语，亦宜桂枝甘草龙骨牡蛎汤。

又曰：三阳合病，脉浮大，上关上，但欲眠睡，目合则汗。常氏云：可柴胡桂枝汤。庞氏云：不言弦者，隐于长大也。

又曰：伤寒六七日，无大热，其人躁烦者，此为阳去入阴故也。常氏云：可八石散、茯苓汤。庞氏云：四五日或七八日。

又云：伤寒三日，三阳为尽，三阴当受邪，其人反能食而不呕，此为三阴不受邪也。庞氏云：病到阴，必吐利也。

又曰：伤寒三日，少阳脉小者，欲已也。庞氏云：谓小而平匀也。

又曰：少阳病欲解时，从寅至辰上。

【校注】

① 目眩：即目昏头晕。

② 四温病：《伤寒总病论》作“四种温病”，指风温、温疟、湿温、温毒而言，详见《伤寒总病论》卷五（伤寒感异气成温病坏候并虐证）一篇。

卷　七

太阴经证治十条

仲景曰：脉尺寸俱沉细者，太阴受病也。当四五日发，以其脉布胃中，络于嗌，故腹满而嗌干。庞氏云：宜大承气汤下之。雍谓更当详证而后可下，此即仲景辨太阴之说也，未可遽下。

又曰：太阴之为病，腹满而吐，食不下，自利益甚，时腹自痛。若下之，必胸下结硬。雍曰：若太阴本证，脏寒自利不渴，当依仲景温之，以四逆辈。若本太阳病，因误下腹痛，转属太阴者，依仲景用桂枝加芍药汤，以太阳误下，表证未解也。

又曰：太阴中风，四肢烦疼，阳微阴涩而长者，为欲愈。

又曰：太阴病欲解时，从亥至丑上。

又曰：太阴病，脉浮者，可发汗，宜桂枝汤。

又曰：自利不渴者，属太阴，以其脏有寒故也，当温之，宜服四逆辈[①]。

又曰：伤寒三日，太阳脉弱，至四日，太阴脉大。庞氏云：脉大而胸满多痰者，可吐之，无此证者，宜汗之。雍曰：吐用瓜蒂散；汗用桂枝汤，仍须脉浮，则可汗也。

又曰：伤寒脉浮而缓　庞氏云：亦大之类，　手足自温者，系在太阴。太阴当发身黄 庞氏云：小便不利者，必发黄，以五苓散加茵陈主之， 若小便自利者，不能发黄。至七八日，虽暴烦下利，日十余行，必自止，以脾家实[②]，腐秽当去故也。庞氏云：可《类要》四味桔皮汤。

又曰：本太阳病，医反下之，因而腹满时痛者，属太阴也，桂枝加芍药汤主之；大实痛者，桂枝加大黄汤主之。

又曰：太阴为病，脉弱，其人续自便利，设当行大黄芍药者，宜减之，以其人胃气弱，易动故也。校正云：下利者，先煎芍药二沸。雍曰：以脉弱故知胃气弱也。

【校注】

① 辈：类也。四逆辈指四逆汤一类的方剂，如理中汤、附子理中汤、四逆汤等。

② 脾家实：指脾阳恢复。

少阴经证治四十七条

仲景曰：脉尺寸俱沉者，少阴受病也，当五六日发。以其脉贯肾，络于肺，系舌本，故口燥舌干而渴。庞氏云：宜大承气汤。雍曰：未可也，更宜详余证，可下则下之。

又曰：少阴之为病，脉微细，但欲寐[①]也。

又曰：少阴病，欲吐不吐，心烦，但欲寐。五六日，自利而渴者，属少阴也，虚故引水自救。若小便色白者，少阴病形悉具。小便白者，以下焦虚有寒，不能制水，故令色白也。常氏云：可四逆汤、甘草干姜汤《金匮》方。

又曰：病人脉阴阳俱紧，反汗出者，亡阳也，此属少阴，法当咽痛而复吐利。常氏云：可猪肤汤。雍曰：少阴有伏气，病亦如伤寒，法先咽痛，次必下利，与前证相似，古人谓之肾伤寒，其病轻，不传经，治法不可同。咽痛则半夏桂枝甘草汤；下利用四逆汤，二三日即愈。

又曰：少阴病，咳而下利，谵语者，被火气劫故也。小便必难，以强责少阴汗也。常氏云：桂枝去芍药加蜀漆龙骨牡蛎救逆汤，以救火逆；猪苓汤、五苓散以通小便。

又曰：少阴病，脉细沉数，病为在里，不可发汗。

又曰：少阴病，脉微，不可发汗，亡阳故也。阳已虚，尺脉弱涩者，复不可下之。雍曰：可附子汤。

又曰：少阴病，脉紧，至七八日，自下利，脉暴微，手足反温，脉紧反去者，为欲解也。虽烦下利，必自愈。

又曰：少阴病，下利，若利自止，恶寒而踡卧，手足温者，可治。常氏云：可当归四逆汤。

又曰：少阴病，恶寒而踡，时自烦，欲去衣被者，可治。常氏云：吴茱萸汤。雍曰：凡少阴病，烦躁者，不可下，先服吴茱萸汤，以烦躁非实热，且手足多逆冷也。

又曰：少阴中风，脉阳微阴浮者，为欲愈。

又曰：少阴病欲解时，从子至寅上。

又曰：少阴病，吐利，手足不逆冷，反发热者，不死。脉不至者，灸少阴七壮。常氏云：少阴，太溪穴也。庞氏云：言发热者，谓其身发热也。太溪穴，在内踝后跟骨上动脉陷中。

又曰：少阴病八九日，一身手足尽热者，以热在膀胱，必便血也。常氏云：可桃仁承气汤、芍药地黄汤 未见方。

又曰：少阴病，但厥无汗，而强发之，必动其血，未知从何道出，或从口鼻、或从目出，是名下厥上竭[②]，为难治。常氏云：可芍药地黄汤。雍曰：仍灸太溪、三阴交及涌泉穴。

又曰：少阴病，恶寒身踡而利，手足逆冷者，不治。雍曰：灸太溪等穴，仍服四逆汤。

又曰：少阴病，吐利躁烦，四逆者死。庞氏云：烦躁者，内烦躁也，与吴茱萸汤，正宜细审其生死也。又曰：凡少阴四逆者，宜温之。雍曰：此正仲景吴茱萸汤证，不当不治，仍灸太溪。

又曰：少阴病，下利止而头眩，时时自冒者，死。庞氏云：此当是少阳冒昧，汗濈然出，脉匀小浮者，少阴无眩冒之证。雍曰：《千金翼》作少阴。

又曰：少阴病，四逆，恶寒而身踡，脉不至，不烦而躁者，死。《千金翼》同，一作吐利而躁逆者死。庞氏详定云：吐利烦躁者死。雍曰：吐利烦躁四逆者死，已见前证，不应重出，此正谓不烦而躁，属利证也，更宜吴茱萸汤、当归四逆加吴茱萸汤，仍灸太溪穴。

又曰：少阴病，六七日，息高[③]者死。

又曰：少阴病，脉微细沉，但欲卧，汗出不烦，自欲吐，至五六日自利，复烦躁不得卧寐者，死。

又曰：少阴病，始得之，反发热，脉沉者，麻黄附子细辛汤主之。庞氏曰：少阴病脉沉，不知何沉也？且沉紧发汗则动经，沉数为病在里，不可发汗，此脉或沉而濡，或沉而微，是表中寒而里不消，脉应里而发在表，故以细辛之药温散而取汗也。

又曰：少阴病，得之二三日，麻黄附子甘草汤微发汗。以二三日无里证，故微发汗也。庞氏曰：谓初得病二三日，常见少阴证无阳者，须发小汗也。

又曰：少阴病，得之二三日以上，心中烦，不得卧，黄连阿胶汤主之。

又曰：少阴病，得之一二日，口中和，其背恶寒者，当灸之，附子汤主之。常氏云：当灸膈俞、关元穴，背俞第三行。

雍曰：此有漏字，当是灸膈俞及关元穴也，膈俞是背俞第二行穴。

又曰：少阴病，身体痛，手足寒，骨节痛，脉沉者，附子汤主之。

又曰：少阴病，下利便脓血者，桃花汤主之。

又曰：少阴病，二三日至四五日，腹痛，小便不利，下利不止，便脓血者，桃花汤主之。

又曰：少阴病，下利便脓血者，可刺。常云：刺幽门、交信。雍曰：宜灸。

又曰：少阴病，吐利，手足厥冷，烦躁欲死者，吴茱萸汤主之。雍曰：凡少阴病，四逆而烦躁者，未问其余证，先宜服吴茱萸汤；四逆而无烦躁证者，先宜服四逆汤；四逆下利脉不出者，先宜服通脉四逆汤。此三者，治少阴证大要药也。

又曰：少阴病，下利，咽痛，胸满，心烦者，猪肤汤主之。

又曰：少阴病二三日，咽痛者，可与甘草汤；不差者，与桔梗汤。庞氏云：半夏散亦主之。

又曰：少阴病，咽中痛，半夏散及汤主之。

又曰：少阴病，咽中伤，生疮，不能语言，声不出者，苦酒汤主之。

又曰：少阴病，下利，白通汤主之。

又曰：少阴病，下利脉微者，与白通汤。利不止，厥逆无脉，干呕烦者，白通加猪胆汁汤主之。服汤，脉暴出者死，微续者生。

又曰：少阴病，二三日不已，至四五日，腹痛，小便不利，四肢沉重疼痛，自下利者，此为有水气。其人或咳，或小便利，或下利，或呕者，真武汤主之。雍曰：真武汤不愈者，小青龙汤。

又曰：少阴病，下利清谷，里寒外热，手足厥逆，脉微欲绝。身反不恶寒，其人面赤色，或腹痛，或干呕，或咽痛，或利止脉不出者，通脉四逆汤主之。

又曰：少阴病，四逆，其人或咳，或悸，或小便不利，或腹中痛，或泄利下重者，四逆散主之。

又曰：少阴病，下利六七日，咳而呕渴，心烦不得眠者，猪苓汤主之。

又曰：少阴病，得之二三日，口燥咽干者，急下之，宜大承气汤。

又曰：少阴病，自利清水，色纯青，心下必痛，口干燥者，急下之，宜大承气汤　一法用大柴胡。　雍曰：惟口干燥一证见热，更当细详其余证，方敢用。

又曰：少阴病六七日，腹胀不大便者，急下之，宜大承气汤。

又曰：少阴病，脉沉者，急温之，宜四逆汤。

又曰：少阴病，饮食入口则吐，心中温温[④]欲吐，复不能吐。始得之，手足寒，脉弦迟者，此胸中实，不可下也，当吐之。若膈上有寒饮，干呕者，不可吐也，急温之，宜四逆汤。

又曰：少阴病，下利，脉微涩，呕而汗出，必数更衣，反少者，当温其上，灸之。《脉经》云：灸厥阴可五十壮。常氏云：可灸太冲穴。雍曰：仍灸太溪。

问曰：自利者，三阴证也。仲景以自利不渴者属太阴，渴者属少阴，何也？雍曰：太阴，脾之经也，其脉布胃中，与胃为表里，脾本恶湿，加以胃中寒，故不渴也。少阴，肾之经也。肾属水，故恶燥，经中有邪，则肾当大燥，于是引饮自救，故渴也。是以太阴无渴证，少阴有渴证也。

【校注】

① 但欲寐：形容病人精神萎靡不振、昏昏欲睡之貌。寐，睡。因病至少阴，心肾阴阳水火俱衰。

② 下厥上竭：厥逆因下焦阳虚，故称下厥；阴血从上出而耗竭，故称上竭。

③ 息高：息高即呼吸表浅的意思，是肺肾衰败的危候。高指吸气不能下达。

④ 温温：温同愠（yùn 运），自觉心中蕴结不适。

厥阴经证治六十三条

仲景曰：脉尺寸俱微缓者，厥阴受病也，当六七日发。以其脉循阴器，络于肝，故烦满而囊缩。庞氏曰：脉微缓者，囊不缩，若外证发热恶寒似疟，为欲愈，宜桂枝麻黄各半汤。若尺寸俱沉短者，囊必缩，宜承气汤下之。雍曰：厥阴见沉短，短命脉，下证未具，更宜详下证中，下证全则可下。

又曰：三阴皆受病，已入于府，可下而已。雍曰：三阴可下，三阳可汗，此言其大略也。阳之中自有可汗不可汗证，阴之中自有可下不可下证，故阴阳之中，又当各详其可汗可下，而施行之。

又曰：厥阴之为病，消渴，气上撞心，心中疼热，饥而不欲食，食则吐蛔，下之，利不止。庞氏云：可乌梅丸。常氏以有余证，故曰可乌梅丸、四逆汤。雍曰：无厥证者，不用四逆。消渴下利，饥不欲食，宜理中汤；下利甚者，去白术，加附子；气上如奔豚者，茯苓桂枝甘草大枣汤；吐蛔，服乌梅丸，兼理中丸。

又曰：厥阴中风，脉微浮为欲愈，不浮为未愈。

又曰：厥阴病欲解时，从丑至卯上。

又曰：厥阴病，渴欲饮水者，少少与之愈。

又曰：诸四逆厥者，不可下之，虚家亦然。常氏曰：可当归四逆汤。

又曰：伤寒先厥，后发热而利者，必自止，见厥复利。常氏云：可白头翁汤。雍曰：白头翁治热利，此当更审证冷热用之。

又曰：伤寒，始发热六日，厥反九日而利。凡厥利者，当不能食，今反能食者，恐为除中[①] 一云消中。食以索饼，不发热者，知胃气尚在，必愈。恐暴热来出而复去也，后三日脉之[②]，其热续在者，期之[③]旦日[④]夜半愈。所以然者，本发热六日，厥反九日，复发热三日，并前六日，亦为九日，与厥相应，故期之旦日夜半愈。后三日脉之，而脉数，其热不罢者，此为热气有余，必发痈脓也。常氏曰：可服《千金》漏芦汤。

又曰：伤寒脉迟，六七日，而反与黄芩汤彻其热。脉迟为寒，今与黄芩汤，复除其热，腹中应冷，当不能食，今反能食，此名除中，必死。

又曰：伤寒先厥后发热，下利必自止，而反汗出。咽中痛者，其喉为痹。发热无汗，而利必自止，若不止，必便脓血，便脓血者，其喉不痹。常氏云：喉痹可桔梗汤，便脓血可桃花汤。

又曰，伤寒一二日至四五日而厥者，必发热。前热者后必厥，厥深者热亦深，厥微者热亦微。厥应下之，而反发汗者，必口伤烂赤。雍曰：仲景言厥应下之者，谓有当下之厥而误汗也，非谓皆可下也。故仲景又曰：诸四逆厥者，不可下。然厥病至于发痈疽，便脓血，应下者，不必拘此。

又曰：伤寒病，厥五日，热亦五日，设六日当复厥，不厥者自愈。厥终不过五日，以热五日，故知自愈。庞氏续云：若六日厥者，必发热愈甚，仍下利也。雍曰：此恐论中语，而诸书皆不见。若六日厥，则知阳气有余，故知热愈甚也。

又曰：凡厥者，阴阳气不相顺接，便为厥。厥者，手足逆冷者是也。庞氏曰：凡厥，通用四逆汤。谓其脉浮迟，或微，或细，或沉，皆属里有寒也。雍曰：世之论厥者，皆不达其源。厥者，逆也，凡逆皆为厥。伤寒所论，盖手足厥逆之一证也。凡阴阳正气偏胜而厥者，一寒不复可热，一热不复可寒。伤寒之厥，非本阴阳偏胜，暂为毒气所苦而然。毒气并于阴，则阴盛而阳衰，阴经不能容其毒，必溢于阳，故为寒厥。毒气并于阳，则阳盛而阴衰，阳经不能容其毒，必溢于阴，故为热厥，其手足逆冷，或有温时，手足虽逆冷，而手足掌心必暖，庞氏谓非正厥，皆寒气之轻者也，故可消息[5]汗下。或者以此便为热厥，非也。热厥之热，与寒厥之寒一也。伤寒厥阴，止论寒厥，唯有轻重之异，无热厥也。其谓寒热相胜复五日六日之言，谓发热五日，复寒厥深重者，后发热亦深重，其寒厥轻微者，其后发热亦轻微，此仲景论文本意。误读者，谓手足寒厥深者，其内蓄热亦深，寒厥微者，其内蓄热亦微，大非也。然则热厥之证何如？曰：手足如炭火炮烙，或如入汤中是也。曰：伤寒有此证乎？曰：虽未之见，以理推之，阳毒恐有此证，人见之，未悟其为热厥也。曰：寒热二厥之论，始于何时？曰：始于《素问》。岐伯曰：阳气衰于下，则为寒厥；阴气衰于下，则为热厥。故阳气胜，则足下热；阴气胜，则从五指至膝上寒也。曰：《经》又言足如履冰，时如入汤中一证，岂寒热并厥乎？曰：此为风痹淫烁，阴阳二经俱不足，邪气乘虚而入，舍于二经之间，往来寒热，正气不能与之争，邪气日进，正气日衰，所以不出三年死，非厥也。

又问曰：厥病发痈脓，便脓血，何也？雍曰：毒气随三阴经走下，不复可止，非发脓痈、便脓血，则无自而出，故其毒下于表者，则发痈脓，下于里者，则便脓血，以是知厥亦有可下逐之理，免发痈脓、便脓血也。便脓血则喉不痹者，以毒下也，应下之而反汗，则口伤烂赤者，以毒下而复上也。曰：厥阴论寒厥，而此皆热厥，何也？《素问》曰：人之伤于寒者，则为病热。寒极则生热，是为热厥也。

庞氏曰：手足厥冷，皆属厥阴，不可下，亦不可汗。有须下证者，谓手足虽厥冷，或有温时，手足虽逆冷，而手足掌心必暖，非正厥也，故可消息汗下。

庞氏又曰：寒热而厥，面色不泽。冒昧者，当用绵衣包手足令暖温，必大汗而解。

庞氏曰：有不因大汗下，而两手忽无脉，谓之双伏；或一手无脉，谓之单伏；或利止，如此必有正汗，急用四逆辈温之，得有汗便安，脉终不出者死。

仲景曰：伤寒脉微而厥，至七八日，肤冷，其人躁无暂安时者，此为脏厥，非蛔厥也。庞氏曰：四逆辈冷服之。常氏云：可当归四逆汤。

又曰：蛔厥者，其人当吐蛔，今病者静而复时烦，此为脏寒，蛔上入膈，故烦。须臾复止，得食而呕又烦者，蛔闻食臭出，其人当自吐蛔。蛔厥者，乌梅丸主之，又主久利。

又曰：伤寒热少厥微，指头寒，默默不欲食，烦躁，数日，小便利，色白者，此热除也 庞氏曰：宜干姜甘草汤。欲得食，其病为愈。若厥而呕，胸胁烦满者，其后必便血。雍曰：热不除而便血，可犀角地黄汤。

又曰：病者手足厥冷，言我不结胸，小腹满，按之痛者，此冷结在膀胱、关元也。庞云：宜灸关元。

又曰：伤寒发热四日，厥反三日，复热四日，厥少热多，其病当愈。四日至七日，热不除者，必便脓血。常氏云：可桃花汤。

又曰：伤寒厥四日，热反三日，复厥五日，其病为进。寒多热少，阳气退，故为进也。常氏云：可四逆汤，待其热退寒存，厥不复热，始可用之。雍曰：寒多热少，便宜四逆汤少与之。

又曰：伤寒六七日，脉微，手足厥冷，烦躁，灸厥阴，厥不还者死。常氏云：可灸太冲穴。

又曰：伤寒发热下利，厥逆，躁不得卧者，死。

又曰：伤寒发热，下利至甚，厥不止者，死。

又曰：伤寒六七日不利，便发热而利，其人汗出不止者，死，有阴无阳故也。雍曰：汗出不止者死，先服防风牡蛎汤以止汗，次服甘草干姜汤以复其阳。得厥愈足温，更作芍药甘草汤以和之。

又曰：伤寒五六日，不结胸，腹濡，脉虚，复厥者，不可下，此亡血，下之死。常氏云：可当归四逆汤、四逆加人参汤。

又曰：发热而厥，七日下利者，为难治。常氏云：四逆散。

又曰：伤寒脉促，手足厥逆，可灸之。常氏云：灸太冲穴。

又曰：伤寒，脉滑而厥者，里有热也，白虎汤主之。

又曰：手足厥寒，脉细欲绝者，当归四逆汤主之。若其人内有久寒者，宜当归四逆加吴茱萸生姜汤。

又曰：大汗出，热不去，内拘急，四肢疼，又下利厥逆而恶寒者，四逆汤主之。

又曰：大汗，若大下利，而厥冷者，四逆汤主之。

又曰：病人手足厥冷，脉乍紧者，邪结在胸中，心下满而烦，饥不能食者，病在胸中。当须吐之，宜瓜蒂散。

又曰：伤寒，厥而心下悸者，宜先治水，当服茯苓甘草汤，却治其厥。不尔，水渍入胃，必作利也。雍曰：治厥，四逆汤。

又曰：伤寒六七日，大下后，寸脉沉而迟，手足厥逆，下部脉不至，咽喉不利，唾脓血，泄利不止者，为难治，麻黄升麻汤主之。雍曰：服汤已，脉终不至，泄利不止，宜服通脉四逆汤。

又曰：伤寒四五日，腹中痛，若转气下趋少腹者，此欲自利也。常氏云：可四逆汤、散。

又曰：伤寒本自寒下，医复吐下之，寒格，更逆吐下。若食入口即吐，干姜黄芩黄连人参汤主之。雍曰：窃疑此汤性寒，又干姜黄连相反，若更呕吐者，当服当归四逆加茱萸生姜汤及吴茱萸汤。

又曰：下利，有微热而渴，脉弱者，今自愈。

又曰：下利脉数，有微热汗出，今自愈。设复紧，为未解。雍曰。紧为有寒，须温之，宜四逆汤。

又曰：下利手足厥冷，无脉者，灸之。不温，若脉不还，反微喘者死。少阴负趺阳者，为顺也。常氏云：当灸气海、关元二穴。庞氏云：凡厥，通用四逆汤，谓其脉浮迟，或微，或细，或沉，皆里有寒也。

又曰：下利，寸脉反浮数，尺中自涩者，必圊[⑥]脓血。常氏云：可桃花汤。

又曰：下利清谷，不可攻表，汗出必胀满。雍曰：宜通脉四逆汤。

又曰：下利，脉沉弦者，下重也；脉大者，为未止；脉微弱数者，为欲自止。虽发热，不死。

又曰：下利，脉沉而迟，其人面少赤，身有微热，下利清谷者，必郁冒汗出而解，病人必微厥，所以然者，其面戴阳，下虚故也。雍曰：不解，宜通脉四逆汤少与之。其人下利清谷，里寒外热，正通脉四逆证也。

又曰：下利，脉数而渴者，今自愈。设不差，必圊脓血，以有热故也。常氏云：可黄芩汤。

又曰：下利后脉绝，手足厥冷，晬时[⑦]脉还，手足温者生，脉不还者死。雍曰：宜通脉四逆汤。

又曰：伤寒下利，日十余行，脉反实者死。

又曰：下利清谷，里寒外热，汗出而厥者，通脉四逆汤主之。

又曰：热利下重者，白头翁汤主之。

又曰：下利欲饮水者，以有热故也，白头翁汤主之。

又曰：下利腹胀满，身体疼痛者，先温其里，乃攻其表，温里宜四逆汤，攻表宜桂枝汤。

又曰：下利谵语者，有燥屎也，宜小承气汤。

又曰：下利后更烦，按之心下濡者，为虚烦也，宜栀子豉汤。

又曰：呕家有痈脓者，不可治呕，脓尽自愈。

又曰：呕而脉弱，小便复利，身有微热，见厥者难治，四逆汤主之。

又曰：干呕，吐涎沫，头痛者，吴茱萸汤主之。

又曰：呕而发热者，小柴胡汤主之。

又曰：伤寒，大吐大下之，极虚，复极汗出者，以其人外气怫郁，复与之水，以发其汗，因得哕。所以然者，胃中寒冷故也。常氏云：可吴茱萸汤。

又曰：伤寒哕而腹满，视其前后[⑧]，知何部不利，利之则愈。常氏云：前部不利，猪苓汤；后部不利，调胃承气汤。雍曰：哕者胃中有寒，不宜更服调胃承气汤，先宜服半夏生姜汤。腹满如故，后部不利者，小承气汤微和之。

庞氏曰：三阳皆有合病，凡十四证，唯三阴无合病。

【校注】

① 除中：指胃气衰败，而反能食的假象。一般见于疾病的危重阶段。

② 脉之：脉，此处为动词，指诊察的意思。

③ 期之：等到。

④ 旦日：指第二天。

⑤ 消息：斟酌之义。

⑥ 圊（qīng　清）：厕所。此指大便。

⑦ 晬时：一昼夜。

⑧ 前后：指大小便。

卷　八

不可发汗四十条

伤寒本论曰：夫以为疾病至急，仓卒[1]寻按，要者难得，故重集诸可与不可方治，比之三阴三阳篇中，此易见也，又时有不止是三阴三阳，出在诸可与不可中也。

仲景曰：少阴病，脉细沉数，病为在里，不可发汗。

又曰：太阳病，脉浮紧者，法当身疼痛，宜以汗解之。假令尺中迟者，不可发汗，何以知之？以营气不足，血少故也。庞氏云：前阳明病脉迟，汗出多，微恶寒，宜桂枝汤。不责，营不足，盖尺脉长大而迟，此必软紧而迟，不可汗，宜小建中汤。雍曰：桂枝本为解肌，不动经，故前阳明证中用之，麻黄则发汗动经也。常氏云：可小柴胡汤。雍曰：伤寒阳脉涩，阴脉弦，法当腹中急痛，先与小建中汤。不差，与小柴胡汤，二药可相须用也。故庞氏又曰：凡脉紧病，必无汗，唯濡而紧，必有汗，勿误行桂枝，宜建中汤也。

又曰：少阴病脉微，不可发汗，亡阳故也　一作濡而微弱。庞氏曰：汗则厥而烦躁，不得眠。常氏云：可附子汤。

又曰：脉濡而弱，弱反在关，濡反在巅，微反在上，涩反在下。微则阳气不足，涩则无血。阳气反微，中风汗出，而反躁烦，涩则无血，厥而且寒，阳微发汗，躁不得眠。雍曰：宜与小建中汤。

又曰：动气在右，不可发汗。发汗则衄而渴，心苦烦，饮则吐水。庞氏曰：动气者，谓心腹中虚气动，若误汗者，先服五苓散一服，次服竹叶汤。朱氏曰：凡脉濡弱，不可发汗，诸动气在心腹上下左右，不可发汗；诸脉动数微弱，不可发汗，皆宜小建中汤。烦躁者，宜竹叶汤。雍曰：诸动气不可发汗者，皆宜茯苓桂枝甘草大枣汤。

又曰：动气在左，不可发汗，发汗则头眩，汗不止，筋惕肉瞤。庞氏曰：此为逆，难治。先服茯苓白术散，汗止，续与小建中汤。朱氏同。雍曰：汗不止，筋惕肉瞤者，皆亡失津液证，不可茯苓汤也。

又曰：动气在上，不可发汗，发汗则气上冲，正在心端。庞氏云：李根汤主之。朱氏同。常氏云：可奔豚汤。

又曰：动气在下，不可发汗，发汗则无汗，心中大烦，骨节苦疼，目运恶寒，食则反吐，谷不得前 一云谷不消化。 庞氏云：先服大橘皮汤，得吐止，服小建中汤。朱氏同。常氏云：可柴胡桂枝汤、茯苓汤、小半夏汤。雍曰：大橘皮汤、茯苓汤、小半夏汤，皆可用以止吐。吐止而心中烦，骨节疼，恶寒证不去者，服柴胡桂枝汤，后服小建中汤。

又曰：咽中闭塞，不可发汗，发汗则吐血，气欲绝，手足厥冷，欲得踡卧，不能自温。庞氏云：甘草干姜汤主之。常氏曰：咽中闭塞，可小柴胡汤。设经发汗吐血者，柏叶艾叶汤 《金匮》方。 气微厥逆踡卧者，可当归四逆汤。

又曰：诸脉得数动微弱者，不可发汗，发汗则大便难，腹中干 一云大便难胞中干， 胃燥而烦，其形相象，根本异源。雍曰：宜小建中汤。

又曰：脉濡而弱，弱反在关，濡反在巅，弦反在上，微反在下，弦为阳运，微为阴寒，上实下虚，意欲得温。微弦为虚，不可发汗，发汗则寒慄，不能自还。常氏云：可当归四逆汤。

又曰：咳者则剧，数吐涎沫，咽中必干，小便不利，心中饥烦，晬时而发。其形似疟，有寒无热，虚而寒慄。咳而发汗，踡而苦满，腹中复坚一作踡而心痛。常氏云：可柴胡干姜桂枝汤、小青龙汤、理中丸。雍曰：《脉经》以上二证合而为一，雍谓自咳者之下，为咳者剧证；咳者之上，为不咳未剧之证。二证之脉，皆濡而弱也。咳证里寒多，宜小建中汤、理中丸、附子汤微温之。

又曰：厥脉紧，不可发汗，发汗则声乱咽嘶，舌萎，声不得前。雍曰：厥阴经紧，则引舌与卵，故舌卷而囊缩；若缓，则舌萎，声不得前。故厥脉紧者，不可发汗，恐其脉缓也。厥脉紧者，宜四逆汤；缓者，宜小建中汤。或言宜白虎、小柴胡，皆不可用。

又曰：诸逆发汗，病微者难差，剧者言乱，目眩者死一云谵语目眩精乱者死，命将难全。

又曰：太阳病得之八九日，如疟状，发热恶寒，热多寒少，其人不呕，清便欲自可，一日二三度发，脉微缓者，为欲愈也；脉微而恶寒者，此阴阳俱虚，不可更发汗也。常氏云：可小柴胡汤。雍曰：亦宜先服小建中汤。

又曰：太阳病，发热恶寒，热多寒少《千金翼》云寒多热少，脉微弱者，此无阳也，不可发汗。常氏云：可小柴胡汤。雍曰：亦宜甘草干姜汤。

又曰：咽喉干燥者，不可发汗。常氏云：可小柴胡汤。

又曰：亡血家，不可发汗，发汗则寒慄而振。常氏云：可小柴胡加芍药地黄汤。

又曰：衄家不可发汗，汗出必额上陷脉紧急，目直视，不能眴[②]，不得眠。常氏云：可犀角地黄汤。

又曰：汗家重发汗，必恍惚心乱，小便已，阴疼，宜禹余粮丸本阙方。常氏云：只取一味禹余粮石，火煅末服之亦可。雍曰：禹余粮不用石壳，此火煅末服则是壳也。

又曰：淋家不可发汗，发汗必便血。常氏云：可猪苓汤、芍药地黄汤。

又曰：疮家虽身疼痛，不可发汗，汗出则痓。常氏云：可小柴胡汤；痓者，葛根桂枝汤。雍曰：更详治痓门中。

又曰：下利清谷不可发汗，汗出必胀满。雍曰：宜温其里，后随证治之。

又曰：咳而小便利，若失小便者，不可发汗，汗出则四肢厥而逆。雍曰：设误发汗，宜甘草干姜汤、当归四逆汤。

又曰：伤寒一二日至四五日厥者，必发热，前厥者后必热，厥深者热亦深，厥微者热亦微。厥应下之，而反发汗，必口伤烂赤。雍曰：已见厥阴卷中厥论并问。

又曰：伤寒脉弦细，头痛发热者，属少阳。少阳不可发汗。常氏云：可小柴胡汤。

又曰：伤寒头痛，翕翕发热，形象中风，常微汗出，自呕者，下之益烦，心中懊憹如饥；发汗则致痓，身强难以屈伸；熏之则发黄，不得小便；灸则发咳唾。常氏云：可小柴胡汤、桂枝加葛根汤、茵陈蒿汤、小青龙汤。雍曰：各随证用之，头痛发热汗出，即小柴胡汤；心烦喜呕，亦柴胡；痓而身强，用桂枝加葛根汤；不得小便而咳唾，则小青龙汤；熏之发黄，则茵陈蒿汤也。

又曰：太阳与少阳并病，头项强痛，或眩冒，时如结胸，心下痞者，不可发汗，当刺大椎第一间、肺俞、肝俞。发汗则谵语，脉弦，五六日语不止，当刺期门。

又曰：太阳发汗，因致痓。雍曰：前本病云，太阳病发汗太多，因致痉。

又曰：少阴病，咳而下利，谵语者，此被火气劫故也，小便必难，以强责少阴汗也。常氏云：可桂枝去芍药加蜀漆牡蛎龙骨救逆汤；小便难者，五苓散。

又曰：少阴病，但厥无汗，而强发之，必动其血，未知从何道出？或从口鼻，或从目出者，是名下厥上竭，为难治。常氏云：可芍药地黄汤。雍曰：仍灸三阴交、涌泉二穴。三阴交难取，涌泉尤奇。

王叔和曰：冬时发其汗，必吐利，口中烂，生疮。《千金翼》同

又曰：汗出多热，发其汗亦坚。雍曰：坚字宜作痉，前有云，发汗太多，因致痉也。

又曰：病人脉数，数为热，当消谷引食，而反吐者，以医发其汗，令阳气微，膈气虚，脉乃数也。数为客热，不能消谷，胃中虚冷，故令吐也。常氏云：可与小半夏汤、温中汤。

又曰：伤寒四五日，其脉沉，烦而喘满。脉沉者，病为在里，不可发汗，津液越出，大便为难，表虚里实，久则谵语。常氏云：可麻黄杏仁甘草石膏汤；脉沉里实谵语者，调胃承气汤。

又曰：伤寒有五，皆热病之类也。同病异名，同脉异经，虽俱伤于风，其人自有痼疾，则不得同法。其人素伤于风，因复伤于热，风热相搏，则发风温。四肢不收，头痛身热，常汗出不解，治在少阴。厥阴不可发汗，汗出谵语，独语，内烦躁扰不得卧，善惊，目乱无精。治之复发其汗，如此死者，医杀之耳出医律。朱氏曰：风温不可发汗，宜葳蕤汤。雍曰：仲景以风温、湿温为伤寒四种坏病，《难经》以湿温为五种伤寒，皆属伤寒也。余见风温本门。

又曰：伤寒湿温，其人常伤于湿，因而中暍，湿热相薄，则发湿温。病苦两胫逆冷，腹满叉胸，头目痛苦，妄言，治在足太阴。不可发汗，汗出必不能言，耳聋，不知痛所在，身青，面色

变，名曰重暍。如此死者，医杀之耳 出医律。朱氏曰：白虎加苍术汤。

又曰：湿温多汗，其脉阳濡而弱，阴小而热。

庞氏曰：不当汗而强汗之，则津液枯槁而死。

【校注】

① 仓卒：即仓猝。卒，通“猝”。

②眴（xuàn 炫）：目摇。此指眼睛转动。班固《西都赋》：“目眴转而意迷。”

可发汗五十八条

仲景曰：大法，春夏宜发汗。庞氏作春宜汗。

又曰：凡发汗，欲令手足俱周，时出以漐漐然一时间许，益佳。不可令如水流漓。若病不解，当重发汗。汗多必亡阳，阳虚不得重发汗也。

又曰：凡服汤发汗，中病便止，不必尽剂也。

又曰：凡云可发汗，无汤者，丸散亦可用，要以汗出为解。然不如汤随证良验。

又曰：太阳病，外证未解，脉浮弱者，当以汗解，宜桂枝汤。

又曰：太阳病，脉浮而数者，可发汗，属桂枝证 一法用麻黄汤。雍曰：麻黄、桂枝二汤，分恶风、恶寒，有汗、无汗用之，如太阳本证。庞氏曰：恶寒者不当风而憎寒，恶风者当风而憎寒，皆属表证。

庞氏论桂枝证曰：凡桂枝汤证，病有常自汗出，小便不数，手足温和，或手足指稍露之则微冷，覆之则温，浑身热，微烦，而又憎寒，始可行桂枝汤。若病者身无汗，小便数，或手足厥冷，不恶寒反恶热，或饮酒后，切不可行桂枝汤也。此则中风自汗，用桂枝汤证。又论麻黄证曰：伤寒之脉，紧盛而按之涩是也。脉浮而紧，浮为风，紧为寒，风伤卫，寒伤营，营卫俱病，骨节烦疼，外证必发热无汗或喘，其人但憎寒，手足指末必微厥，厥久而复温，掌心不厥，此伤寒无汗用麻黄证也。

又曰：脉紧必无汗，设有汗，不可误作桂枝证。

仲景曰：阳明病，脉迟，汗出多，微恶寒者，表未解也，可发汗，属桂枝汤。

又曰：病人脉浮大，问病者，言但便硬尔。设利者，为逆，大便硬为实，汗出而解，何以故？脉浮，当以汗解。

又曰：伤寒其脉不弦紧而弱，弱者必渴，被火者必谵语。弱者发热脉浮，解之当汗出愈。常氏云：可柴胡桂枝汤；渴者，五苓散；被火谵语者，龙骨牡蛎救逆汤。

又曰：病人烦热，汗出则解，又如疟状，日晡所发潮热者，属阳明也。脉浮虚者，当发汗，属桂枝汤。

又曰：病常自汗出者，此为营气和，营气和者，外不谐，以卫气不共营气和谐故尔。以营行脉中，卫行脉外，复发其汗，营卫和则愈，属桂枝汤。《脉经》云：病常自汗出，此为营气和，营气和而外不解，此外卫不和也。营行脉中，为阴主内，卫行脉外，为阳主外，复发其汗，卫和则愈。雍曰：二者语小异而理皆通。《脉经》尤明，恐本论为后人笔削[①]。盖营气独和而卫气未和也，故其病外不解。营卫二气本相和，共循脉内外而行也。今寒不伤营而营气独和，风反伤卫而卫气不和，则营卫不相通，不得谐循脉内外而并行，是以其外不解也。必复发去卫中所中之邪风，然后营卫谐和而病解矣。所以用桂枝者，以桂枝能和卫，而不能至营也。所以不用麻黄者，以麻黄俱入营卫，反复动已和无疾之营气，使营卫俱虚，俱出而为汗，遂令汗漏不止，则人殆矣。此古人解表精微之意，因世人疑营气和而外不解之语，故详明之。

又曰：病人脏无他病，时发热自汗出而不愈者，此卫气不和也。先其时发汗则愈，属桂枝汤证。雍曰：前证言营气和而反不及卫，此证言卫气不和而不及营，其实一证也。但前证谓常发热而汗出者，此证谓发热汗出有时者，故《论》言先其时发汗则愈，其用桂枝，则二证皆同。

又曰：脉浮而紧，浮则为风，紧则为寒，风则伤卫，寒则伤营，营卫俱病，骨节烦疼，可发其汗，宜麻黄汤。雍曰：此营卫俱伤之证，所以不用桂枝。

又曰：太阳病不解，热结膀胱，其人如狂，血自下，下者愈。其外不解者，尚未可攻，当先解外，属桂枝汤。外解已，血未下，少腹急结，乃可攻之，宜桃核承气汤。

又曰：太阳病微喘者，表未解也，宜桂枝加厚朴杏子汤。

又曰：伤寒脉浮紧，不发汗，因致衄者，属麻黄汤证。

又曰：阳明病脉浮，无汗而喘者，发汗则愈，属麻黄汤证。

又曰：太阳病，脉浮者，可发汗，属桂枝汤证。

又曰：太阳病，脉浮紧，无汗，发热，身疼痛，八九日不解，表证仍在，当复发汗。服汤已微除，其人发烦目瞑，剧者必衄，衄乃解。所以然者，阳气重故也，属麻黄汤证。雍曰：服汤已者，谓服麻黄汤已也。衄家不可发汗，而此用麻黄汤，盖久衄之家，既已亡血，故不可汗，今缘失发其汗致衄，故当泄其毒气也。

又曰：脉浮者，病在表，可发汗，属麻黄汤 一云用桂枝汤。雍曰：亦分中风、伤寒，有汗、无汗二证，而用桂枝麻黄二汤也。

又曰：伤寒不大便六七日，头痛有热者，与承气汤。其小便清者，知不在里，仍在表也，当须发汗。若头痛者，必衄，属桂枝汤。常氏云：疑其误也，设须发汗，当用麻黄汤；不然，用桂枝麻黄各半汤，取小小汗出而已。雍曰：亦当分有汗、无汗二证而用汤也，其小便清者，知不在里，故不用承气汤而用二汤[②]也。

又曰：下利腹胀满，身体疼痛者，先温其里，乃攻其表。温里宜四逆汤，攻表宜桂枝汤。雍曰：下利，里证；身疼痛，表证也。

又曰：下利后，身疼痛，清便自调者，急当救表，宜桂枝汤。雍曰：可与前证相续。

又曰：太阳病，头痛发热，汗出恶风者，属桂枝汤。

又曰：太阳中风，阳浮而阴弱，阳浮者，热自发，阴弱者，汗自出，啬啬恶寒，淅淅恶风，翕翕发热，鼻鸣干呕者，属桂枝汤证。

又曰：太阳病，发热汗出者，此为营弱卫强，故使汗出，欲救邪风，宜桂枝汤证。雍曰：营弱者，自和也；卫强者，风邪乘之也。欲逐风邪，须令桂枝入卫，则不动营也。

又曰：太阳病，下之后，其气上冲者，属桂枝汤。《脉经》云：气不上冲者，不可与服。

又曰：太阳病，初服桂枝汤，反烦不解者，先刺风池、风府，却与桂枝汤则愈。庞氏曰：风池，足少阳之经，阳维之会，不针天柱而取风池者，阳维维诸阳，巨阳为诸阳主气故也。

又曰：烧针令其汗，针处被寒，核起而赤者，必发奔豚，气从小腹上抢[③]心者，灸其核上各一壮，与桂枝加桂汤。

又曰：太阳病，项背强几几，无汗恶风者，葛根汤主之。

又曰：太阳与阳明合病，必自下利，不呕者，属葛根汤。

又曰：太阳与阳明合病，不下利，但呕者，宜葛根加半夏汤。

又曰：太阳病，桂枝证，医反下之，利遂不止，脉促者，表未解也。喘而汗出者，宜葛根黄芩黄连汤。

又曰：太阳病，头痛发热，身疼腰痛，骨节疼痛，恶风，无汗而喘者，属麻黄证。庞氏云：身疼痛，骨节烦疼，凡脉浮数或脉浮紧，无汗，小便不数，病虽十余日，尚宜麻黄汤也。

又曰：太阳与阳明合病，喘而胸满者，不可下也，属麻黄汤证。

又曰：太阳中风，脉浮紧，发热恶寒，身疼痛，不汗出而烦躁，或头痛④者，大青龙汤主之。若脉微弱，汗出恶风者，不可服之。服之则厥逆，筋惕肉瞤，此为逆也。

又曰：伤寒脉浮缓，身不疼，但重，乍有轻时，无少阴证者，可与大青龙汤发之。雍曰：大青龙汤惟有此二证，最为难识，故世医多不能辨，用之亦多误也。前曰太阳中风脉浮紧者，此即中风见寒脉也；后曰太阳伤寒脉浮缓者，此则伤寒见风脉也。庞氏曰：似桂枝证，反无汗而脉紧；似麻黄汤证，反身不疼而脉缓。此为大青龙证，其言皆不难知，其要则在太阳中风脉浮紧，太阳伤寒脉浮缓而已。然大青龙发汗，过于麻黄汤远甚，如中风见寒脉汗不出者，尚可用。设或中风见寒脉自汗出者，安敢更用青龙汤发表？故仲景又曰：若脉微弱，汗出恶风者，不可服之。服之则厥逆，筋惕肉瞤，此为逆也。盖谓服之则汗漏不已，至于亡阳之极，则必厥逆而生筋惕肉瞤之证，不可治也。世医所以多误用者，正谓此。如是则大青龙之证，又当于中风见寒脉之中，再分有汗、无汗，作为两证。则大青龙当有三证，其两证无汗者，可服大青龙；其一证有汗者，不可服也。有汗一证，既不可服青龙汤，则有证无药矣。自仲景之后，古今未尝议此一证，所以后人多误。雍谓此一证，当用桂枝麻黄各半汤，仲景本以此汤治发热恶寒，形如疟者。且疟之发寒，本因伤于寒，疟之发热，本因伤于风，惟疟具风寒二证，故与大青龙其源相似，但恐病重药轻。雍又妄意大青龙三证，皆可代用，惟无汗者，微加麻黄；有汗者，微减麻黄，用之则尤善。虽曰药轻，其实对证，又无误用之失，不犹愈乎。庞氏云：桂枝石膏汤夏至后可代桂枝证用之，更加麻黄去节半两代麻黄汤、青龙汤用之。然言无少阴证可用者，三阴俱不可发汗，独少阴为甚也。

又曰：伤寒表不解，心下有水气，干呕，发热而咳，或渴，或利，或噎，或小便不利，少腹满，或喘者，宜小青龙汤。

又曰：伤寒，心下有水气，咳而微喘，发热不渴。服汤已渴者，此寒去欲解也，属小青龙汤证。

又曰：阳明中风，脉弦浮大而短气，腹都满，胁下及心痛，久按之气不通，鼻干，不得汗，嗜卧，一身及目悉黄，小便难，有潮热，时时哕，耳前后肿，刺之小差。外不解，病过十日，脉续浮者，与小柴胡汤。脉但浮，无余证者，与麻黄汤。若不溺，腹满加哕者，不治。雍曰：发黄不溺而哕者，宜多服茵陈五苓散，大通小便。若无表证，脉不浮，则十枣汤下之。

又曰：太阳病，十日以去，脉浮细而嗜卧者，外已解也。设胸满胁痛者，与小柴胡汤。脉但浮者，与麻黄汤。

又曰：中风往来寒热，伤寒五六日以后，胸胁苦满，默默不欲饮食，心烦喜呕，或胸中烦而不呕，或渴，或腹中痛，或胁下痞硬，或心下悸、小便不利，或不渴、身有微热，或咳者，属小柴胡汤。

又曰：伤寒四五日，身热恶风，颈项强，胁下满，手足温而渴者，属小柴胡汤证。

又曰：伤寒六七日，发热微恶寒，支节烦疼，微呕，心下支结，外证未去者，柴胡桂枝汤主之。

又曰：少阴病，得之二三日，麻黄附子甘草汤微发汗，以二三日无里证，故微发汗也。雍曰：少阴病，不可汗，惟此一证，可微发也。

又曰：脉浮，小便不利，微热消渴者，与五苓散，利小便，发汗。

又曰：太阳病下后，脉促胸满者，桂枝去芍药汤主之。庞氏曰：芍药味酸，脉促胸满，成结胸，故去芍药，全用甘辛发散毒气也。

又曰：服桂枝汤或下之，仍头痛项强，翕翕发热，无汗，心下满微痛，小便不利者，桂枝去桂加茯苓白术汤主之。

庞氏曰：伤寒三日后，与诸汤不差，脉势如故，阳气犹在经络，未入脏腑，宜桂枝石膏汤。此汤可夏至后代桂枝汤证用之，若加麻黄半两，可代麻黄、青龙用之。

又曰：伤寒疗治四五日不差，身体毒热面赤者，葛根龙胆汤主之。兼治阳毒风温。

又曰：凡发散以辛甘为主，复用此苦药，何也？辛甘者，折阴气而助阳气也，今热盛于表，故加苦以发之。《素问》云：热淫于内，以苦发之是也。

又曰：时行热病，六七日未得汗，脉洪大或数，面目赤，身体大热，烦躁，狂语欲走，大渴甚。又五六日以上不解，热在胃中，口噤不能言，为坏伤寒，医所不能治，如已死人，或精魄已竭，心下才暖，发开其口，灌药下咽即活，兼治阳毒，麦奴丸。《活人书》名黑奴丸。

又蒸法曰：伤寒连服发汗汤七八剂，汗不出者，死。如中风法蒸之，使温热之气外迎，无不得汗也，古今用效。薪火烧地良久，去火扫地，以水洒之，取蚕沙、柏、桃、荆叶，糠及麦麸皆可用，和铺烧地上，可侧手厚，铺席，令人卧席上，温覆之，热月只可夹被覆，其汗立出，候周身至脚心皆濈濈，乃用温粉扑止，移之上床即愈。如无蚕沙，则用麦麸之类亦得。雍曰：此即《千金》所载陈廪邱法，已见首篇叙论之后，不厌重出也。

又曰：伤寒差后，有不了了证者，谓至十日或半月、二十日，终不惺惺，常昏沉似失精神，言语错缪，或无寒热，有似鬼祟，或朝夕潮热，颊赤，或有寒热如疟状，此乃发汗不尽，余毒气在心胞络间可致也，宜知母麻黄汤。

又曰：太阳病下之后，气上冲，其脉必浮，可依证发汗。不与发汗，则成结胸也。凡发汗，脉浮大，虽大便秘，小便少者，可发汗而解也。

又曰：当汗不汗，诸毛孔闭塞，闷绝而死。

【校注】

① 笔削：修改文字。

② 二汤：指桂枝汤、麻黄汤。

③ 抢：《伤寒论》"辨可发汗脉证并治"篇作"撞"。

④ 或头痛：《伤寒论》无此三字。

卷　九

汗后四十四条

仲景曰：二阳并病，太阳初得病时，发其汗，汗先出不彻，因转属阳明，续自微汗出，不恶寒。若太阳病证不罢者，不可下，下之为逆，如此可小发汗。设面色缘缘正赤者，阳气怫郁在表，当解之熏之。若发汗不彻，不足言，阳气怫郁不得越，当汗不汗，其人烦躁，不知痛处，乍在腹中，乍在四肢，按之不可得，其人短气但坐，以汗出不彻故也，更发汗则愈。何以知汗出不彻？以脉涩故知之。常氏云：可柴胡桂枝汤。庞氏云：用麻黄汤。

又曰：未持脉时，叉手冒心①，师因教试令咳而不咳者，此两耳聋无闻也。所以然者，以重发汗，虚故如此。常氏云：可小柴胡汤。雍曰：先宜小建中汤。

又曰：发汗后，饮水多必喘，以水灌之亦喘。常氏云：治喘可麻黄杏子石膏汤。雍曰：伤水者，五苓散。　钧崖曰：宜小青龙汤。

又曰：发汗后，水药不得入口为逆，若更发汗，必吐下不止。常氏云：可小半夏加橘皮汤。雍曰：可《类要》四味橘皮汤。

又曰：阳明病，本自汗出，医更重发汗，病已差，尚微烦不了了者，此必大便硬故也，以亡津液，胃中干燥，故令大便硬。当问其小便日几行，若本小便日三四行，今日再行，故知大便不久出，今为小便数少，以津液当还入胃中，故知不久必大便也。常氏云：可小柴胡汤。雍曰：小便少者，津液还入胃，则不须服药也。

又曰：发汗多，若重发汗者，亡其阳，谵语，脉短者，死；脉自和者，不死。常氏云：可小柴胡汤。

又曰：伤寒发汗已，身目为黄，所以然者，以寒湿在里不解故也。以为不可下也，于寒湿中求之。常氏云：可五苓散。雍曰：黄芪加茵陈汤。

又曰：病人有寒，复发汗，胃中冷，必吐蛔。常氏云：可理中丸、乌梅丸。

又曰：太阳病，发汗，遂漏不止，其人恶风，小便难，四肢微急，难以屈伸者，属桂枝加附子汤。庞氏曰：小便难，为有津液，可作汗；若小便数，不可误认为桂枝证也。

又曰：服桂枝汤，大汗出，脉洪大者，与桂枝汤，如前法谓刺风池、风府。若形似疟，一日再三发者，汗出必解，属桂枝二麻黄一汤。

又曰：服桂枝汤，大汗出后，大烦渴不解，脉洪大者，属白虎加人参汤。

又曰：伤寒脉浮，自汗出，小便数，心烦，微恶寒，脚挛急，反与桂枝汤欲攻其表，此误也。得之便厥，咽中干，烦躁吐逆者，作甘草干姜汤以复其阳；若厥愈足温者，更作芍药甘草汤与之，其脚即伸；若胃气不和谵语者，少与调胃承气汤。

又曰：若重发汗，复加烧针者，与四逆汤。雍曰：此证首尾都无四逆证，恐是字误。今详重发汗复加烧针，恐是火劫，亡阳惊狂者，则当与桂枝去芍药加蜀漆牡蛎龙骨救逆汤；若止是火逆，因火针烦躁，则当与桂枝甘草龙骨牡蛎汤，亦救逆也。故恐四逆本是救逆汤字，校正曰：误书入四逆一方也。

又曰：伤寒发汗已解，半日许复烦，脉浮数，与桂枝汤。

又曰：发汗后，身疼痛，脉沉迟者，属桂枝加芍药生姜各一两，人参三两新加汤。

又曰：发汗后，不可更行桂枝汤，汗出而喘，无大热者，可与麻黄杏子甘草石膏汤。

又曰：发汗过多，其人叉手自冒心，心下悸，欲得按者，属桂枝甘草汤。

又曰：发汗后，其人脐下悸者，欲作奔豚，属茯苓桂枝甘草大枣汤。

又曰：发汗后，腹胀满者，属厚朴生姜半夏甘草人参汤。

又曰：发汗后，病不解，反恶寒者，虚故也，属芍药甘草附子汤。

又曰：发汗后，恶寒者，虚故也；不恶寒，但热者，实也，当和胃气，属调胃承气汤。《脉经》作小承气汤，仍二证通为一。

又曰：太阳病发汗后，大汗出，胃中干，烦躁不得眠，欲得饮水者，少少与饮之，令胃中和自愈。若脉浮，小便不利，微热消渴者，属五苓散。

又曰：发汗已，脉浮数，烦渴者，属五苓散。

又曰：伤寒汗出而渴者，宜五苓散；不渴者，属茯苓甘草汤。

又曰：太阳病发汗，汗出不解，其人仍发热，心下悸，头眩，身瞤动，振振欲擗地，属真武汤。

又曰：伤寒汗出解之后，胃中不和，心下痞硬，干噫食臭[②]，胁下有水气，腹中雷鸣[③]，下利者，属生姜泻心汤。

又曰：伤寒发热，汗出不解，心下痞硬，呕吐而下利者，属大柴胡汤。

又曰：阳明病，自汗出，若发汗后，小便自利者，此为津液内竭，虽硬不可攻之。须自欲大便，宜蜜煎导而通之。若土瓜根、大猪胆汁，皆可为导。

又曰：太阳病三日，发汗不解，蒸蒸发热者，属胃也，宜调胃承气汤。

又曰：大汗出，热不去，内拘急，四肢疼，又下利厥逆而恶寒者，属四逆汤也。

又曰：发汗后不解，腹满痛者，急下之，宜大承气汤。

又曰：发汗多，亡阳谵语者，不可下，与柴胡桂枝汤，和其营卫，以通津液，后自愈。

问曰：古所谓阴阳交者，何也?《素问》三十三篇曰：有病温者，汗出辄复热，而脉躁疾，不为汗衰，狂言不能食，病名阴阳交。交者，死也。岐伯曰：人所以汗出者，皆生于谷，谷生于精。今邪气交争于骨肉而得汗者，是邪却而精胜也，精胜则当能食而不复热。复热者，邪气也。汗出者，精气也。今汗出而辄复热者，为邪胜也。不能食者，精无俾也。汗而热留者，其寿可立而倾也。

问曰:《素问》言，汗出而脉尚躁盛者死，何也？雍曰：此则阴阳交也。《灵枢》二十三篇曰：热病已得汗，而脉尚躁盛，此阴脉之极也，死；其得汗而脉静者，生。热病脉盛躁而不得汗者，此阳脉之极也，死；脉盛躁得汗静者，生。

又问曰：何以谓之交也？雍曰：阴极则交阳，阳极则交阴；交则争而乱矣，故不可极也。有生者何如？曰：静则生，交则死也。阴脉脉静，阳脉人静，皆生之证也。

问曰：何以谓之盛躁？雍曰:《灵枢》九篇所谓人迎一盛、二盛、三盛，脉口一盛、二盛、三盛者，此之谓盛也。一盛而躁、二盛而躁、三盛而躁，此之谓躁也。极者何也？人迎、脉口四盛，皆为极矣。人迎四盛，名曰溢阳，为外格。脉口四盛，名曰溢阴，为内关。内关外格，死不治，即阴阳交也。人迎不为衰，阳交也。脉口不为衰，阴交也。脉口，即气口也。

问曰：有躁而不盛者，何如？雍曰：《灵枢》二十三篇曰，热病已得汗出，而脉尚躁，喘且复热，勿肤刺[④]，喘甚者死是也。此虽不盛而喘，亦非其宜，故喘甚则死也。

问曰：有烦满不为汗解者何也？雍曰：《素问》三十三篇曰，有热病身热汗出，烦满不为汗解。岐伯曰：汗出而身热者，风也；汗出而烦满不解者，厥也，病名曰风厥。巨阳主气，故先受邪，少阴与其为表里也，得热则上从之，从之则厥也。治之者表里刺之，饮之汤剂。雍曰：仲景言伤寒感异气，变为坏病，如风温、温毒之类，则此风厥，亦其类也。宜刺太溪、昆仑，服茯苓桂枝甘草大枣汤。

问曰：汗后脉洪者，何也？雍曰：洪大者，非不为汗衰，衰而未得尽去，非若躁盛，全不为汗衰也，故仲景以为可治之疾。然洪大亦有轻重，如一盛二盛之说。若洪大而无他证者，刺风池、风府，却与桂枝汤是也。洪大而大烦渴不解者，白虎加人参汤除其里热也。其余逐证不同者，皆仲景之法治之。

问曰：汗后饮水多者必喘，而治热病饮之寒水何也？雍曰：《素问》三十二篇曰，诸治热病，以饮之寒水，乃刺之，必寒衣之，居止寒处，身寒而止也。此谓治五脏热病，各刺手足诸经，证治与伤寒有异，详刺热[⑤]，终篇可见，故伤寒不可多饮水。

问曰：《素问》言热病已愈，时有所遗，何也？雍曰：此谓劳复[⑥]，非汗后证，劳复本证详之。

问曰：汗后之证，或治或不治，何也？雍曰：汗后之证多矣，动于脉者重，见于证者轻。如汗后脉盛躁，是邪之曾不退也，脉洪大者刺之。如汗后尚发热，心下痞，喘满，吐利，小便或利或不利之类，皆正病已衰，余毒未退，依仲景随证治之则愈。

《千金翼》曰：发汗后身热，又重发其汗，胃中虚冷，必反吐也。雍曰：宜小建中汤、四味橘皮汤。

又曰：发汗后，重发其汗，亡阳谵语，其脉反和者，不死。服桂枝汤汗出，大烦渴不解，若脉洪大者，与白虎汤。

【校注】

① 叉手冒心：《伤寒论》作"病人手叉冒心"。

② 干噫食臭：噫同嗳。干噫食臭即嗳气时有食物腐败的气味。

③ 腹中雷鸣：指肠鸣音如雷鸣者。

④ 肤刺：《灵枢·热病》作"刺肤"。

⑤ 刺热：指《素问·刺热篇》。

⑥ 劳复：疾病新愈，余邪未尽，因过度劳累而致疾病复发。

不可吐五条

仲景曰：太阳病，当恶寒发热，今自汗出，反不恶寒发热，关上脉细数者，以医吐之过也。若得病一二日吐之，腹中饥，口不能食；三四日吐之者，不喜糜粥，欲饮冷食，朝食暮吐。以医吐之所致也，此为小逆。常氏云：可小半夏加橘皮汤、温中汤。

又曰：太阳病吐之者，但太阳病当恶寒，今反不恶寒，不欲近衣者，此为吐之内烦也。常氏云：可《金匮》竹皮汤、竹叶石膏汤。雍曰：大橘皮汤、四味橘皮汤皆可服。

又曰：少阴病，饮食入口则吐，心中温温欲吐，复不能吐。始得之，手足寒，脉弦迟者，此胸中实，不可下也，当吐之。若膈上有寒饮，干呕者，不可吐也，急温之。常氏云：可小半夏加橘皮汤、温中汤。

又曰：诸四逆厥者，不可吐之，虚家亦然。庞氏曰：诸四逆，脉微弱细，或弦迟，虽中满闷，不可吐，宜橘皮汤、枳实散。又曰：虚家当吐而不敢吐者，宜以枳实散压气毒痰水，过日毒气入胃，乃可微下之。

庞氏曰：不可吐而强之吐，气筑心则死矣。

可吐十条

仲景曰：大法，春宜吐。

又曰：凡用吐汤，中病则止，不必尽剂也。

又曰：病如桂枝证，头不痛，项不强，寸脉微浮，胸中痞硬，气上冲咽喉不得息者，此为胸有寒，当吐之 一云此以内有久痰，当吐之。常氏云：可瓜蒂散。

又曰：病胸上诸实 一云作寒，胸中郁郁而痛，不能食，欲使人按之，而反有涎唾 一作浊唾，下利日十余行，其脉反迟，寸口脉微滑，此可吐之，吐之利则止。常氏云：可瓜蒂散。

又曰：宿食在上脘者，当吐之。常氏云：可瓜蒂散。

又曰：少阴病，饮食入口则吐，心中温温欲吐，复不能吐者，宜吐之。常氏云：宜瓜蒂散。

又曰：病人手足厥冷，脉乍结 一作紧，以客气 一作邪结在胸中，心下满而烦，欲食不能食者，病在胸中，当吐之。常氏云：可瓜蒂散。

庞氏曰：胸膈痞闷，痰壅塞碍，脉得浮滑，并宜瓜蒂散吐之。产后六七日内，下泻，诸药不效，得此脉者，吐之，泻立止。

《千金》《伤寒论》曰：得病无热，但狂言烦躁不安，精采言语不与人相主当者，勿以火迫之。但以猪苓散一方寸匕[1]服之，当逼与新水一升，若二升，强饮之，令以物刺喉中吐之，病随吐愈。若不能吐者，勿强与之水，水停则结心下也，当更以余药吐之。若此病辈，不将猪苓散吐解之者，其死殆速。有水饮膈实者，皆难治，此三死一生也。雍曰：心下停水，难治之疾，须早吐也。

《病源》曰：寒多热少，可吐者，此谓痰多也。治疟亦如之。

【校注】

① 匕：原作“匙”，本书卷十二“病可水八条”有“但以猪苓散方寸匕服之”，与本条相似，故改之。一方寸匕约等于 2.74 毫升，盛金石药末约为 2 克，草木药末为 1 克左右。

卷 十

不可下四十七条

仲景曰：脉濡而弱，弱反在关 庞云：关下三分也，濡反在巅，关上三分也，微反在上寸脉也，涩反在下 尺部也。微则阳气不足，涩则无血。阳气反微，中风汗出，而反躁烦；涩则无血，厥而且寒。阳微不可下，下之则心下痞硬。庞氏以气血俱不足，用小建中汤。常氏云：下后心下痞硬，用增损理中丸。

又曰：动气在右，不可下。下之则津液内竭，咽燥鼻干，头眩心悸也。庞氏以咽燥鼻干，宜竹叶汤。

又曰：动气在左，不可下。下之则腹内拘急，食不下，动气更剧，虽有身热，卧则欲踡。庞、常皆云：先服干姜甘草汤，后服小建中汤。

又曰：动气在上，不可下。下之则掌握热烦，身上浮冷，热汗自泄，欲得水自灌。常氏云：宜小建中汤。

又曰：动气在下，不可下。下之则腹胀满，卒起头眩，食则下清谷，心下痞也。庞氏云：心下痞，宜半夏泻心汤。

又曰：咽中闭塞，不可下。下之则上轻下重，水浆不下，卧则欲踡，身急痛，下利日数十行。常氏云：咽中闭塞，可乌扇煎。下利，宜四逆汤。

又曰：诸外实者，不可下。下之则发微热，亡脉厥者，当脐握热。雍曰：宜服去白术理中汤，以术利腰脐间血故也。

又曰：诸虚者，不可下。下之则大渴，求一作引水者易愈，恶水者剧。雍曰：宜小建中汤。

又曰：脉濡而弱，弱反在关，濡反在巅，弦反在上，微反在下。弦为阳运，微为阴寒，上实下虚，意欲得温。微弦为虚，虚者不可下也。微则为咳，咳则吐涎。下之则咳止，而利因不休，利不休，则胸中如虫啮[①]，粥入则出，小便不利，两胁拘急，喘息为难，颈背相引，臂则不仁，极寒反汗出，身冷若冰，眼睛不慧，语言不休，而谷气多入，此名除中一云消中，口虽欲言，舌不得前。雍曰：此不治之证，故诸家无治法。庞氏云：诸脉濡弱微虚细相搏，俱不可下。

又曰：脉濡而弱，弱反在关，濡反在巅；浮反在上，数反在下。浮为阳虚，数为亡血。浮为虚，数为热。浮为虚，自汗出而恶寒。数为痛，振寒而慄。微弱在关，胸下为急，喘汗而不得呼吸，呼吸之中，痛在于胁；振寒相搏，形如疟状。医反下之，故令脉数发热，狂走见鬼，心下为痞，小便淋沥，小腹甚硬，小便则尿血也。常氏云：可小柴胡汤、鹊石散、延胡索散。

又曰：脉濡而紧，濡则卫气微，紧则营中寒，阳微卫中风，发热而恶寒，荣紧胃气冷，微呕心内烦。医为[②]有大热，解肌而发汗，亡阳虚烦躁，心下苦痞坚，表里俱虚竭，卒起而头眩，客热在皮肤，怅怏[③]不得眠。不知胃气冷，紧寒在关元，技巧无所施，汲水灌其身。客热应时罢，慄慄而振寒，重被而覆之，汗出而冒巅，体惕而又振。小便为微难，寒气因水发，清谷不容间，呕变反肠出，颠倒不得安，手足为微逆，身冷而内烦，迟欲从后救，安可复追还。常氏云：可灸关元。雍曰：仍服通脉四逆汤。

又曰：脉浮而大，浮为气实，大为血虚。血虚为无阴，孤阳独下阴部者，小便当赤而难，胞中当虚。今反小便利而大汗出，法应卫家当微，今反更实，津液四射，营竭血尽，干烦而不得眠。血薄肉消而成暴液暴液一作黑液。医复以毒药攻其胃，此为重虚，客阳去有期，必下如污泥而死。常氏云：可小建中汤。已经下者，不治。

又曰：脉浮而紧，浮则为风，紧则为寒，风则伤卫，寒则伤营，营卫俱病，骨节烦疼，当发其汗，而不可下也。常氏云：可桂枝麻黄各半汤。雍曰：仲景可汗证中，只用麻黄汤。

又曰：趺阳脉迟而缓，胃气如经也。趺阳脉浮而数，浮则伤胃，数则动脾，此非本病，医特下之所为也。营卫内陷，其数先微，脉反但浮，其人必大硬，气噫而除。何以言之？本以数脉动脾，其数先微，故知脾气不治，大便硬，气噫而除。今脉反浮，其数改微，邪气独留，心中则饥，邪热不杀谷，潮热发渴，数脉当迟缓，脉因前后度数如法，病者则饥。数脉不时，则生恶疮也。常氏云：可小柴胡汤。恶疮，漏芦汤。

又曰：脉数者，久数不止，止则邪结，正气不能复，正气却结于脏，故邪气浮之，与皮毛相得。脉数者，不可不，下之必烦，利不止。常氏云：可柴胡桂枝汤。

又曰：少阴病，脉浮，不可发汗，亡阳故也。阳已虚，尺脉弱涩者，复不可下之。雍曰：宜建中汤。

又曰：脉浮大，应发汗，医反下之，此为大逆。雍曰：误下宜四味理中丸。误下则中气受伤，故用是汤。

又曰：脉浮而大，心下反硬，有热属脏者，攻之，不令发汗；属腑者，不令溲数，溲数则大便硬。汗多则热愈，汗少则便难，脉迟尚未可攻。常氏云：可小柴胡汤。雍曰：此一证中有误字。《脉经》云：攻之不令微汗，属腑溲数则坚，汗多则愈，汗出小便难。文皆有误，不能通。

又曰：二阳并病，太阳初得病时，发其汗，汗先出不彻，因转属阳明。续自微汗出，不恶寒。若太阳证不罢者，不可下，下之为逆。常氏以太阳证不罢，宜柴胡桂枝汤。

又曰：结胸证，脉浮大者，不可下，下之则死。常氏云：可小陷胸汤、增损理中丸、圣饼灸法。

又曰：太阳与阳明合病，喘而胸满者，不可下。常氏云：可麻黄杏子甘草石膏汤。

又曰：太阳与少阳并病，心下硬，颈项强而眩者，不可下。常氏云：可小柴胡汤。雍曰：仲景刺大椎、肺俞、肝俞，见太阳证中。

又曰：诸四逆厥者，不可下之，虚家亦然。常氏云：可当归四逆汤。庞氏云：若下证悉见，四逆者，是失下后气血不通使然，但手足微厥，掌心常温，时复指稍温，即可下之，勿拘忌也。

又曰：病欲吐者，不可下。常氏云：可半夏加橘皮汤。

又曰：太阳病，有外证未解，不可下，下之为逆。常氏云：可桂枝麻黄各半汤。雍曰：依可汗证中，用桂枝二麻黄一汤。

又曰：病发于阳，而反下之，热入因作结胸；病发于阴，而反下之一作汗之，官本及《脉经》皆作下之，因作痞。常氏云：结胸可大陷胸汤，痞可半夏泻心汤。

又曰：病脉浮而紧，而复下之，紧反入里，则作痞。常氏云：可小陷胸汤、泻心汤。雍曰：宜半夏泻心汤。

又曰：夫病阳多者热，下之则硬。常氏云：可小柴胡汤。

又曰：其人本虚，攻其热必哕。雍曰：宜半夏生姜汤、《类要》四味橘皮汤。

又曰：无阳阴强，大便硬者，下之必清谷腹满。常氏云：可蜜煎导之。

又曰：太阴之为病，腹满而吐，食不下，自利益甚，时腹自痛。若下之，必胸下结。常氏云：可桂枝加芍药汤。胸下结者，增损理中丸。

又曰：厥阴之为病，消渴，气上撞心，心中疼热，饥不欲食，食则吐蛔，下之利不止。常氏云：下之利不止，宜四逆汤，余见厥阴本证。

又曰：少阴病，饮食入口则吐，心中温温欲吐，始得之，手足寒，脉弦迟者，此胸中实，不可下也。常氏云：饮食入口则吐，可瓜蒂散，余见少阴本证。

又曰：伤寒五六日，不结胸，腹濡，脉虚，复厥者，不可下，此亡血，下之死。常氏云：可小建中汤，已下，不治。

又曰：伤寒，发热头痛，微汗出，发汗则不识人，熏之则喘，不得小便；下之则短气，小便难，头痛背强；加温针则衄。常氏云：可小柴胡汤。已汗者，桂枝加附子汤；汗出而喘者，麻黄甘草杏子石膏汤；已下者，五苓散；加温针者，芍药地黄汤。

又曰：伤寒脉阴阳俱紧，恶寒发热，则脉欲厥。厥者，脉初来大，渐渐小，更来渐大，是其候也。如此者，恶寒甚者翕翕汗出，喉中痛；若热多者，目赤脉多，睛不慧。医复发之，咽中则伤；若复下之，则两目闭，寒多便清谷，热多便脓血；若熏之，则身发黄；若熨之，则咽燥。若小便利者，可救之；若小便难者，为危殆。常氏云：初证宜桂枝麻黄各半汤；喉中痛，桔梗汤；热多，小柴胡汤；便清谷，理中丸；便脓血，桃花汤；身发黄，茵陈蒿汤；小便难者，猪苓汤。

又曰：伤寒发热，口中勃勃[4]气出，头痛目黄，衄不可制，贪水者必呕，恶水者厥。若下之，咽中生疮，假令手足温者，必下重便脓血。头痛目黄者，若下之，则两目闭。贪水者，若下之，其脉必厥，其声嘤[5]，咽喉塞；若发汗，则战慄，阴阳俱虚。恶水者，若下之，则里冷不嗜食，大便完谷出；若发汗，则口中伤，舌上白苔，烦躁。脉数实，不大便六七日，后必便血，若发汗，则小便自利也。常氏曰：若热衄不可制者，芍药地黄汤；水逆者，五苓散；便脓血，桃花汤；咽中生疮，白矾甘草散；阴阳俱虚，小建中汤；里冷不嗜食，理中汤；发热身黄，栀子柏皮汤；余证，小柴胡汤；汗出小便数，甘草干姜汤。

又曰：得病二三日，脉弱，无太阳、柴胡证，烦躁，心下硬，至四五日，虽能食，以小承气汤少少和之，令小安，至六日，与大承气一升。若不大便六七日，小便少者，虽不能食，但初头硬，后必溏，未定成硬，攻之必溏；须小便利，屎定硬，乃可攻之。庞氏曰：尺下弱，小便不利，或尚少，皆未可攻。

又曰：脏结无阳证，不往来寒热，或寒而不热，其人反静，舌上苔滑者，不可攻也。常氏云：可刺关元穴，在脐下。又曰：可刺大赫，在腹部第二行。雍曰：灸尤奇。

又曰：伤寒呕多，虽有阳明证，不可攻之。雍曰：不可攻之，恐厥逆也，可小半夏加茯苓汤、生姜橘皮汤。

又曰：阳明病，潮热，大便微硬者，可与大承气汤；不硬者，不可与之。若不大便六七日，恐有燥屎，欲知之法，少与小承气汤，汤入腹中，转失气[⑥]者，此有燥屎也，乃可攻之。若不转失气者，此但初头硬，后必溏，不可攻之，攻之必胀满不能食也，欲饮水者，与水则哕。其后发热者，大便复硬而少，宜小承气汤和之。不转失气者，慎不可攻也。

又曰：伤寒中风，医反下之，其人下利日数十行，谷不化，腹中雷鸣，心下痞硬而满，干呕，心烦不得安。医见心下痞，谓病不尽，复下之，其痞益甚。此非结热，但以胃中虚，客气上逆，故使硬也，属甘草泻心汤。

又曰：下利脉大或浮大者，虚也，以强下之故也。设脉浮革，因尔肠鸣，属当归四逆汤。

又曰：阳明病，面合色赤[⑦]，不可攻之。攻之，必发热色黄，小便不利也。常氏云：可五苓散。

又曰：阳明病，心下硬满者，不可攻之。攻之，利遂不止者死，利止者愈。常氏云：心下硬满者，可半夏泻心汤。已攻而利者，四逆汤。

又曰：阳明病，自汗出，若发汗，小便自利者，此为津液内竭，虽硬不可攻之。当须自欲大便，宜蜜导而通之，若土瓜根及猪胆汁，皆可为导。庞氏曰：不当下而强下之，令人肠胃洞泄[8]不禁而死。

【校注】

① 啮（niè 镊）：咬，啃。

② 为：《伤寒论·辨不可下》作"谓"，当从。

③ 怅快：惆怅、失意之神态。

④ 勃勃：盛貌。

⑤ 嘤（yīng 英）：鸟鸣也。

⑥ 失气：即矢气，俗称放屁。下同。

⑦ 面合色赤：即满面通红。

⑧ 洞泄：病名。亦名"洞泻"。症见泄泻如从洞中出，形容泄泻之峻急。

可下四十八条

仲景曰：大法秋宜下。

又曰：凡服下药，宜用汤，胜丸散，中病便止，不必尽剂也。

又曰：阳明病，发热汗多者，急下之，宜大柴胡汤。庞氏云：发热不恶寒，汗多。

又曰：少阴病，得之二三日，口燥咽干者，急下之，宜大承气汤。

又曰：阳明少阳合病，必下利，其脉不负者，顺也；负者，失也。互相克贼，名为负也。庞氏曰：阳明土，其脉大；少阳木，其脉弦。若合病，土被木贼，加之以利，则胃已困矣。若脉不弦，为土不负，弦者为土负，必死。雍曰：此合病一证，下至名为负也而终。按本论原误录宿食一证相连，非也。《脉经》以宿食别作一证，为当。盖脉滑数，有宿食，故仲景可用承气汤。若胃为木克，因而下利，安有用承气之理。今[1]依《脉经》离而为二。宿食证，依仲景用承气汤，惟合病下利，阙治法。今以负为不治；不负，宜理中丸。厥者，宜四逆汤，仍泻邱虚、阳陵泉，补三里穴。庞、朱二氏，依旧本合为一证，疑其非。大抵读仲景论，仍须以《脉经》参校之。

又曰：少阴病，下利清水，色纯青，心下必痛，口干燥者，可下之，宜大柴胡汤、大承气汤。余见少阴本证，更详之。

又曰：下利，三部脉皆平，按之心下硬者，急下之，宜大承气汤。庞氏曰：凡脉沉细数，为热在里。又兼腹满咽干，或口燥舌干而渴者；或六七日不大便，小便自如；或目中瞳子不明，无外证者；或汗后脉沉实者；或下利，三部脉皆平，按之心下坚者；或连发汗，不恶寒者；或已经下，其脉浮沉，按之有力者，皆宜大承气汤。

又曰：下利，脉浮[2]而滑者，内实也。利未欲止，当下之，宜大承气汤。

雍曰：常氏疑本论之误，故欲以葛根黄芩治下利，殊不思仲景以承气下宿食，而合病下利，原无治法也。葛根黄芩汤，以太阳表未解，误下之利不止者，既有协热下利之表证未退，故可用。今合病下利，胃气伤困，只当救胃，宜用温药，故雍以四逆、理中补其法。胃气已负，而又加以寒药，则胃谷绝矣。仲景于此一证，特论脉负不负，盖欲后人当思阳明、少阳土木克贼之理而治之，可谓尽善矣。以是知合、并病之论，虽二阳俱受病，邪气俱当去，又须审二经五行之气，毋令相克贼，抑强扶衰，以致和气，不使复生一秦，助桀为虐也，如是则胡越可同舟而共济矣。此证和二经，退邪气，与人事不少异，非天下至精，孰能与于此。然生胃气，制少阳木，亦用金石药。尝见名医治少阴自汗，自利不止，用金液丹取大效，既非古药，不敢以为然。必不得已而用，亦须七炼九炼火力重者用之，其一炼火力轻者，复可下宿食，以虚人、老人，不敢用承气也。

仲景问曰：人病有宿食，何以别之？师曰：寸口脉浮而大，按之反涩，尺中亦微而涩，故知有宿食，当下之，宜大承气汤。

又曰：下利不欲食者，以有宿食故也，当下之，宜大承气汤。

又曰：下利差，至其年月日时复发者，以病不尽故也，当下之，宜大承气汤。

又曰：病腹中满痛者，此为实也，当下之，宜大承气汤、大柴胡汤。

又曰：下利，脉反滑，当有所去，下之乃愈，宜大承气汤。

又曰：腹满不减，减不足言，当下之，宜大柴胡汤、大承气汤。雍曰：减不足言者，言不甚减也，论言太阳发汗不彻，不足言。与此同意，俗语所谓不济事者是也。

又曰：伤寒后脉沉，沉者，内实也，下之解，宜大柴胡汤。雍曰：须沉数有力，可下之；虽沉而微弱迟，皆不可下也。

又曰：伤寒六七日，目中不了了，睛不和，无表里证，大便难，身微热者，此为实也，急下之，宜大承气汤、大柴胡汤。

又曰：太阳病未解，脉阴阳俱停，必先振慄汗出而解，但阴脉微 一作尺脉实 者，下之而解，宜大柴胡汤 一法用调胃承气汤。《脉经》云：但阴微者，先下之而解 庞作阴实。雍曰：文当从《脉经》

及庞氏，当作：但阴脉微而尺脉实者，先下之而解。

又曰：脉双弦而迟者，必心下硬，脉大而紧者，阳中有阴也，可下之，宜大承气汤。

又曰：结胸者，项亦强，如柔痓状，下之则和。庞氏云：宜大陷胸丸。

又曰：病人无表里证，发热七八日，虽脉浮数者，可下之，宜大柴胡汤。

又曰：太阳病六七日，表证仍在，脉微而沉，反不结胸，其人发狂者，以热在下焦，少腹当硬满，而小便自利者，下血乃愈。所以然者，以太阳随经瘀热在里故也。宜下之，以抵当汤。

又曰：太阳病，身黄，脉沉结，少腹硬满，小便不利者，为无血也；小便自利，其人如狂者，血证谛也，属抵当汤。

又曰：伤寒有热，少腹满，应小便不利，今反利者，为有血也。当下之，宜抵当丸。

又曰：阳明病，发热汗出者，此为热越，不能发黄也；但头汗出，身无汗，剂颈而还，小便不利，渴饮水浆者，以瘀热在里，身必发黄，宜下之，以茵陈蒿汤。雍曰：先服茵陈五苓散，黄退则不须更下。

又曰：阳明证，其人喜忘者，必有蓄血。所以然者，本有久瘀血，故令喜忘，屎虽硬，大便反易，其色必黑，宜抵当汤。

又曰：汗出而谵语者，以有燥屎在胃中，此为风也。须下者，过经乃可下之，下之若早，语言必乱。以表虚里实故也。下之愈，宜大柴胡汤、大承气汤。

又曰：病人烦热，汗出则解，复如疟状，日晡所发热者，属阳明也。脉实者，可下之，宜大柴胡汤、大承气汤。

又曰：阳明病，谵语，有潮热，反不能食者，胃[3]中必有燥屎五六枚也；若能食者，但硬耳。属大承气证。

又曰：下利谵语者，有燥屎也，属小承气汤。初一服，谵语止，若更衣[4]者，停后服；不尔，尽与之。

又曰：得病二三日，脉弱，无太阳、柴胡证，烦躁，心下硬，至四五日，虽能食，以小承气汤，少少与，微和之，令小安，至六日，与承气汤一升。若不大便六七日，小便少者，虽不能食，但初头硬，后必溏，此未成硬也，攻之必溏；须小便利，屎定硬，乃攻之，宜大承气汤。

又曰：太阳中风，下利呕逆，表解者，乃可攻之。其人漐漐汗出，发作有时，头痛，心下痞硬满，引胁下痛，干呕短气，汗出不恶寒者，此表解里未和也，属十枣汤。

又曰：太阳病不解，热结膀胱，其人如狂，血自下者愈。其外未解，尚未可攻，当先解其外。外解已，但少腹急结者，乃可攻之，宜桃核承气汤。庞云：不恶寒，为外解。

又曰：伤寒七八日，身黄如橘子色，小便不利，腹微满者，属茵陈蒿汤。

又曰：伤寒发热，汗出不解，心下痞硬，呕吐而利者，属大柴胡汤。

又曰：伤寒十余日，热结在里，复往来寒热者，属大柴胡汤。

又曰：但结胸，无大热者，以水结在胸胁也。但头微汗出者，属大陷胸汤。

又曰：伤寒六七日，结胸热实，脉沉而紧，心下痛，按之石硬者，属大陷胸汤。

又曰：阳明病，其人多汗，以津液外出，胃中燥，大便必硬，硬则谵语，属小承气汤。

又曰：阳明病，不吐不下，心烦者，属调胃承气汤。

又曰：阳明病，脉迟，虽汗出，不恶寒者，其身必重，短气，腹满而喘，有潮热者，此外欲解，可攻里也。手足濈然汗出者，此大便已硬也，大承气汤主之。若汗出多，微发热恶寒者，外未解也，其热不潮，未可与承气汤；若腹大满不通者，与小承气汤，微和其胃气，勿令大泄下。

又曰：阳明病，潮热，大便微硬者，可与大承气汤；不硬者，不可与之。若不大便六七日，恐有燥屎，欲知之法，少与小承气汤，汤入腹中转失气者，此有燥屎也，乃可攻之；若不转失气者，此但初头硬，后必溏，不可攻之。攻之，必胀满不能食也，欲饮水者，与水则哕。其后发热者，大便必复硬而少也，宜小承气汤和之。不转失气者，慎不可攻之。雍曰：不转失气者，勿服药，待一昼夜，热气不发泄，定成硬屎，然后可攻。

又曰：阳明病，谵语发热，脉滑而疾者，小承气汤主之。因与承气汤一升，腹中转失气者，更服一升；若不转失气者，勿更与之。明日又不大便，脉反微涩者，里虚也，为难治，不可更与承气汤。常氏云，可人参黄芪建中汤。

又曰：二阳并病，太阳证罢，但发潮热，手足漐漐汗出，大便难而谵语者，下之则愈，宜大承气汤。

又曰：病人小便不利，大便乍难乍易，时有微热，喘冒不能卧者，有燥屎也，属大承气汤。

又曰：大下后，六七日不大便，烦不解，腹满痛者，此有燥屎也。所以然者，本有宿食故也，属大承气汤。

庞氏曰：脉朝夕驶[5]者，实癖也，可下之；朝平夕驶[6]者，非癖也，不可下。驶谓数脉六七至者也。若脉数一息八九至，切不可下，若下之，则烦躁、下利不止而死。脉数与皮毛相得，亦不可下也。虽数，为虚客热。

又曰：合下不下，令人腹胀满，通身浮肿而死。雍曰：凡汗下，皆不宜太[7]过，故汗下后，易将理。若汗下太过，则病人虚，难将理，易劳复。凡用大承气，亦宜消息，用调胃承气代之，盖仲景自有承气之戒故也。

【校注】

① 今：原作“令”，据豫医双璧本及上科本改。

② 浮：《伤寒论·辨可下脉证并治》作“迟”，当从。

③ 胃：包括大小肠的功能。

④ 更衣：指排大便。

⑤ 脉朝夕駃：即脉上下午跳动快。駃，脉一息六七至。

⑥ 朝平夕駃：即脉上午正常，下午跳动快。

⑦ 太：原本作“大”，据豫医双璧本及上科本改。

卷十一

发汗吐下后七十三条

仲景曰：脉微而涩者，此为医所病也。大发其汗，又数大下之，其人亡血，病当恶寒，后乃发热，无休止时。夏月盛暑，欲著[①]复衣；冬月盛寒，欲裸其身。所以然者，阳微则恶寒，阴弱则发热，此医发其汗，使阳气微，又大下之，令阴气弱。五月之时，阴气在里，胃中虚冷，以阳气内微，不能胜冷，故欲著复衣；十一月之时，阳气在内，胃中烦热，以阴气内弱，不能胜热，故欲裸其身。又阴脉迟涩，故知亡血也。庞氏曰：阳微宜四逆汤，阴弱宜苦酒、艾之类。常氏云：宜小建中汤。雍曰：阳微阴弱之证，其候至微，亦未易言。仲景初谓亡血之人，病当先寒，后乃发热，则一病之内，阳微阴弱之证，先后俱见也。故言医发汗，使阳气微，又大下之，使阴气弱，则知一病是二证也。夏月盛热，欲著复衣，冬月盛寒，欲裸其身。谓暑月犹有寒，不必重言其热；寒月犹有热，不必重言其寒也。若如是，则暑月有寒热，寒月亦有寒热，非五月病者独见寒，十月病者独见热也。故常氏用小建中汤，似得其意，令阴阳两建之，虽药证相得，第恐力微，此外亦无药矣。庞氏分寒热为两证，则阳微用四逆，阴弱用酸苦，然疾证初不分，用药又难分也。夫然，则当见寒时用四逆，又恐后乃发热时，热大甚不可制。若庞氏药，用之于表热里寒，表寒里热之证则相宜。盖表热里寒，表寒里热，是自两病，非阳微阴弱同病之证也。粗工以表热里寒，表寒里热，便为阳微阴弱者，尤非是。此证虽甚希有，而前人论说，尚多失仲景之意，则后人用药宜审矣。

又曰：寸口脉浮大，而医反下之，此为大逆。浮则无血，大则为寒，寒气相搏，则为腹鸣。医乃不知，而反饮冷水，令汗大出，水得寒气，冷必相搏。其人则䭇。常氏云：宜甘草豆蔻散。

又曰：太阳病三日，已发汗，若吐，若下，若温针，仍不解者，此为坏病，桂枝不中与也。观其脉证，知犯何逆，随证治之。

又曰：脉浮数者，法当汗出而愈。若下之，身重心悸者，不可发汗，当自汗出而解。所以然者，尺中脉微，此里虚，须表里实，津液自和，即自汗出愈。常氏云：疑缺。雍曰：宜柴胡桂枝汤。

又曰：凡病，若发汗，若吐、若下、若亡血、若亡津液，阴阳自和者，必自愈。

又曰：大下后，复发汗，小便不利者，亡津液故也。勿治之，得小便利，必自愈。

又曰：下之后，复发汗，必振寒，脉微细，所以然者，内外俱虚故也。常氏云：可参芪建中汤。

又曰：本发汗，而反下之，此为逆也；若先发汗，治不为逆。本先下之，而反汗之，为逆；若先下之，治不为逆。雍曰：此谓病当先汗而反先下之者，故为逆，若已汗而后下之，不为逆也；若病当先下而反先汗之，故为逆，若已下而后汗之，不为逆也。

又曰：太阳病，先下之而不愈，因复发汗，以此表里俱虚，其人因致冒，冒家[2]当汗出自愈。所以然者，汗出表和故也。得里未和，然后复下之。常氏云：可桂枝大柴胡汤。雍曰：大字误，当是两药，先用柴胡桂枝汤和其表，复下之者，用大柴胡汤。

又曰：得病六七日，脉迟浮弱，恶风寒，手足温，医二三下之，不能食，而胁下满痛，面目及身黄，颈项强，小便难者，与小柴胡汤，后必下重。本渴饮水而呕者，柴胡不中与也，食谷者哕。常氏曰：可柴胡桂枝汤、干姜汤。饮水呕者，五苓散；哕者，小半夏汤。

又曰：太阳病二三日，不能卧，但欲起，心下必结，脉微弱者，此本有寒分也。反下之，若利止，必作结胸；未止者，四五日复下之，此作协热利也。常氏云：可理中汤。结胸者，大陷胸汤；协热利，表不解者，桂枝人参汤。

又曰：太阳病，下之，其脉促一作缓，不结胸者，此为欲解也。脉浮者，必结胸；脉紧者，必咽痛；脉弦者，必两胁拘急；脉细数者，头痛未止；脉沉紧者，必欲呕；脉沉滑者，必协热利；脉浮滑者，必下血。常氏云：结胸，陷胸汤；咽痛，猪肤汤；两胁拘急，小建中汤；头痛未止，小柴胡汤；呕者，小半夏汤；协热利者，白头翁汤；下血者，柏皮汤。雍曰：柏皮汤，用栀子柏皮汤。

又曰：太阳少阳并病，而反下之，成结胸，心下硬，下利不止，水浆不下，其人心烦。常氏云：可陷胸汤。雍曰：太少二阳，水木无负，因下伤胃，三阳俱病。轻者不成结胸，宜理中汤，或无效者，宜枳实理中丸。

又曰：脉浮而紧，而复下之，紧反入里，则作痞，按之自濡，但气痞耳。常氏曰：宜小陷胸汤、增损理中丸。雍曰：先枳实理中汤，不解用半夏泻心汤。

又曰：伤寒，吐下发汗后，虚烦，脉甚微，八九日心下痞硬，胁下痛，气上冲咽喉，眩冒，经脉动惕者，久而成痿。常氏云：可茯苓桂枝五味甘草汤；成痿者，振痿汤。甘草汤未见方，疑用茯苓桂枝白术甘草汤。

又曰：阳明病，不能食，若攻其热必哕。所以然者，胃中虚冷故也。以其人本虚，攻其热必哕。常氏云：可温中汤、小半夏汤。雍曰：宜理中汤。

又曰：阳明病，脉迟，食难用饱，饱则微烦头眩，必小便难，此欲作谷疸。虽下之，腹满如故，所以然者，脉迟故也。常氏云：可茵陈汤、五苓散。雍曰：此当煎茵陈汤一物调五苓散，作茵陈蒿汤也。

又曰：夫病阳多者热，下之则硬；汗多，极发其汗亦硬。常氏云：可小柴胡汤。

又曰：太阳病，寸缓关浮尺弱，其人发热汗出，复恶寒，不呕，但心下痞者，此以医下之也。常氏云：可生姜、半夏二泻心汤。

又曰：太阴之为病，腹满而吐，食不下，自利益甚，时腹自痛。若下之，必胸下结。常氏云：可桂枝加芍药汤、桂枝加大黄汤。雍曰：本太阳病，反下之，因腹满痛，转属太阴者，桂枝加芍药汤主之；大实痛者，用桂枝加大黄汤。今证吐而食不下，自利，腹满自痛，皆无实证，不可便用桂枝加大黄汤。有微寒者，当宜桂枝加附子汤，存芍药而不去也。

又曰：伤寒，大吐大下之，极虚，复极出汗者，其人外气怫郁，复与之水，以发其汗，因得哕。所以然者，胃中寒冷故也。常氏云：可小温中汤。雍曰：胃寒甚者，理中汤；哕者，小半夏汤、五苓散。

又曰：吐利发汗后，脉平，小烦者，以新虚不胜谷气故也。常氏曰：可调胃承气汤。雍曰：勿服药，夺其食则愈，以脉平，不可再损也。

又曰：太阳病，医发汗，遂发热恶寒，因复下之，心下痞，表里俱虚，阴阳气并竭，无阳则阴独。复加烧针，因胸烦，面色青黄，肤瞤者，难治。今色微黄，手足温者，易愈。常氏云：可小柴胡汤、桂枝龙骨牡蛎汤。雍曰：心下痞者，枳实理中丸；烧针胸烦，桂枝加龙骨牡蛎汤；外证未除者，桂枝加人参汤。

又曰：太阳病，得之八九日，如疟状，发热恶寒，热多寒少，其人不呕，清便欲自可，一日二三度发。脉微一作浮缓者，为欲愈也。脉微而恶寒者，此阴阳俱虚，不可更发汗、更下、更吐也。面色反有热色者，未欲解也，以其不能得小汗出，身必痒，属桂枝麻黄各半汤。

又曰：服桂枝汤，或下之，仍头项强痛，翕翕发热，无汗，心下满，微痛，小便不利者，属桂枝去桂加茯苓白术汤。

又曰：太阳病，先发汗不解，而下之，脉浮者，为不愈。浮为在外，而反下之，故令不愈。今脉浮，故知在外，当须解外则愈，宜桂枝汤。雍曰：此证本当先汗，所谓若先发汗，治不为逆也。

又曰：下之后，复发汗，昼日烦躁不得眠，夜而安静，不呕不渴，无表证，脉沉迟[3]，身无大热者，属干姜附子汤。雍曰：此证本当先下，所谓若先下之，治不为逆也。

又曰：伤寒，若吐若下后，心下逆满，气上冲胸，起则头眩，脉沉紧。发汗则动经，身为振振摇者，属茯苓桂枝白术甘草汤。

又曰：发汗，若下之后，病仍不解，烦躁者，茯苓四逆汤。

又曰：发汗吐下后，虚烦不得眠。若剧者，必反复颠倒，心中懊憹，属栀子豉汤；若少气者，栀子甘草豉汤；若吐者，栀子生姜豉汤。

又曰：发汗，若下之，而烦热胸中窒者，属栀子豉汤证。

又曰：太阳证，过经十余日，心下温温欲吐，胸中痛，大便反溏，腹微满，郁郁微烦，先此时自极吐下者，当调胃承气汤。若不尔者，不可与。但欲呕，胸中痛，微溏者，此非柴胡证，以呕，故知极吐下也。雍曰：庞氏云，属调胃承气汤，误也。本论原无“属”字，不可妄加。此一论当分作二证，所以本论继之以承气方者，谓前证当用之方，非后证所属也。自若不尔之下，非柴胡汤证，为后证本论门治法，宜生姜橘皮汤、大半夏加橘皮汤。

又曰：太阳病，重发汗而复下之，不大便五六日，舌上燥而渴，日晡所小有潮热一云日晡所发，心胸大烦，从心下至少腹满而痛不可近者，属大陷胸汤。

又曰：伤寒五六日，已发汗而后下之，胸胁满微结，小便不利，渴而不呕，但头汗出，往来寒热，心烦者，此为未解也，属柴胡桂枝干姜汤。

又曰：伤寒发汗，若吐、若下，解后，心下痞硬，噫气不除者，属旋覆代赭石汤。

又曰：伤寒大下之后，复发汗，心下痞，恶寒者，表未解也。不可攻痞，当先解表，表解乃可攻痞。解表宜桂枝汤，攻痞宜大黄黄连泻心汤。

又曰：伤寒，若吐下后，七八日不解，结热在里，表里俱热，时时恶风，大渴，舌上干燥而烦，欲饮水数升者，白虎加人参汤。

又曰：伤寒，若吐若下后不解，不大便五六日，上至十余日，其人日晡所发潮热，不恶寒，独语如见鬼状。若剧者，发则不识人，循衣摸床，惕而不安一作循衣妄撮，怵惕不安，微喘直视，脉弦者生，涩者死。微者，但发热谵语者，属大承气汤。

又曰：三阳合病，腹满身重，难以转侧，口不仁，面垢，谵语遗尿。发汗则谵语，下之则额上生汗，手足逆冷。若自汗出者，属白虎汤。

又曰：阳明病，脉浮而紧，咽燥口苦，腹满而喘，发热汗出，而不恶寒反恶热，身重。若发汗则躁，心愦愦而反谵语；若加温针，必怵惕，烦躁不得眠；若下之，则胃中空虚，客气动膈，心下懊憹，舌上苔者，属栀子豉汤。庞氏依《论》[4]云：凡用栀子汤得效，即止后服。病人旧微溏者，不可与之。

又曰：阳明病下之，心中懊憹而烦，胃中有燥屎者，可攻。其人腹微满，初头硬，后必溏者，不可攻之。若有燥屎者，宜大承气汤。

又曰：阳明病下之，其外有热，手足温，不结胸，心中懊憹，饥不能食，但头汗出者，属栀子豉汤。

又曰：太阳病，若吐若下若发汗后，微烦，小便数，大便因硬者，与小承气汤和之愈。

又曰：大汗，若大下利，而厥冷者，属四逆汤。

又曰：太阳病，下之后，其气上冲者，可与桂枝汤。若不上冲，不得与之。雍曰：不上冲者，依后三证，用桂枝去芍药加附子汤、桂枝加厚朴杏子汤、葛根黄芩黄连汤。

又曰：太阳病，下之后，脉促胸满者 促一作纵，属桂枝去芍药汤。若微恶寒[5]者，桂枝去芍药加附子汤。本论二证，《脉经》合为一。

又曰：太阳病，桂枝证，医反下之，利遂不止，脉促 一作纵 者，表未解也。喘而汗出者，属葛根黄芩黄连汤。

又曰：太阳病，下之微喘，表未解也，属桂枝加厚朴杏子汤。

又曰：伤寒，不大便六七日，头痛有热者，与承气汤。其小便清者，知不在里，仍在表也，当须发汗。若头痛者，必衄，宜桂枝汤。常氏云：疑其误，当用麻黄汤及各半汤取大汗。雍曰：有汗当用桂枝，无汗当用麻黄也，详见衄血门中。

又曰：伤寒五六日，大下之后，身热不去，心中结痛者，未欲解也，属栀子豉汤。

又曰：伤寒下后，心烦腹满，卧起不安者，属栀子厚朴汤。

又曰：伤寒，医以丸药大下之，身热不去，微烦者，属栀子干姜汤。

又曰：伤寒，下之，续得下利，清谷不止，身疼痛者，急当救里；后身疼痛，清便自调者，急当救表。救里宜四逆汤，救表宜桂枝汤。

又曰：太阳病，过经十余日，反二三下之，后四五日，柴胡证仍在者，先与小柴胡汤。呕不止，心下急，其人郁郁微烦者，为未解，可与大柴胡汤下之愈。雍曰：与小柴胡汤，呕止小安者，勿服大柴胡也。

又曰：伤寒十三日不解，胸胁满而呕，日晡所发潮热，已而微利。此本柴胡证，下之不得利，今反利者，知医以丸药下之，非其治也。潮热者，实也，先宜服小柴胡汤以解外，后以柴胡加芒硝汤主之。

又曰：伤寒十三日，过经谵语者，以有热也，当以汤下之。若小便利者，大便当硬，而反下利，脉调和者，知医以丸药下之，非其治也。若自下利者，脉当微厥，今反和者，此为内实也，属调胃承气汤。

又曰：伤寒八九日，下之，胸满烦惊，小便不利，谵语，一身尽重，不可转侧者，属柴胡加龙骨牡蛎汤。

又曰：火逆下之，因烧针，烦躁者，属桂枝甘草龙骨牡蛎汤。

又曰：太阳病，脉浮而动数，浮则为风，数则为热，动则为痛，数则为虚，头痛发热，微盗汗出，而更恶寒，表未解也。医反下之，动数变迟，膈内拒痛一作头痛即眩，胃中空虚，客气动膈，短气烦躁，心中懊憹，阳气内陷，心下因硬，则为结胸，属大陷胸证。若不结胸，但头汗出，余处无汗，剂颈而还，小便不利，身必发黄。常氏云：可茵陈蒿汤调五苓散。

又曰：伤寒五六日，呕而发热者，柴胡汤证具，而以他药下之，柴胡证仍在者，复与柴胡汤。此虽已下之，不为逆，必蒸蒸而振，却发热汗出而解。若心下满而硬痛者，此为结胸也，大陷胸汤主之。若但满而不痛，此为痞，柴胡不中与之，属半夏泻心汤。

又曰：本以下之，故心下痞，与泻心汤，痞不解，其人渴而口燥烦，小便不利者，属五苓散。《脉经》云：一方言忍之一日乃愈。

又曰：伤寒中风，医反下之，其人下利日数十行，谷不化，腹中雷鸣，心下痞硬而满，干呕，心烦不得安。医见心下痞，谓病不尽，复下之，其痞益甚。此非结热，但以胃中虚，客气上逆，故使硬也，属甘草泻心汤。

又曰：伤寒服汤药，下利不止，心下痞硬。服泻心汤已，复以他药下之，利不止。医以理中与之，利益甚。理中者，理中焦，此利在下焦，服赤石脂禹余粮汤。复利不止者，当利其小便。庞氏云：可五苓散。

又曰：太阳病，外证未除，而数下之，遂协热而利，利下不止，心下痞硬，表里不解者，属桂枝人参汤。

又曰：下后不可更行桂枝汤，汗出而喘，无大热者，属麻黄杏子甘草石膏汤。

又曰：病人无表里证，发热七八日，脉虽浮数者，可下之。假令已下，脉数不解，合热则消谷善饥，至六七日不大便者，有瘀血也，属抵当汤。

又曰：若脉数不解，而下不止，必协热便脓血。

又曰：本太阳病，医反下之，因而腹满时痛者，属太阴也，桂枝加芍药汤主之；大实痛者，属桂枝加大黄汤。

又曰：伤寒六七日，大下后，寸脉沉而迟，手足厥冷，下部脉不至，咽喉不利，吐脓血，泄利不止者，为难治，属麻黄升麻汤。

又曰：伤寒本是自寒下，医复吐下之，寒格，更逆吐下。若食入口即出，属干姜黄芩黄连人参汤。此证依据《脉经》定。

《千金翼》曰：大下后，口燥者，里虚故也。

庞氏曰：因发汗时，汗出如水漏下，还复汗少，喘促不止，脉促而按之濡者，今当汗而解；脉促而按之实者死。若脉浮，手足微厥，面垢唇青，昏愦而喘者，阴阳未和，气阻升降，宜服顺阴汤、五味子汤。

又曰：发汗，或下后，痞满，或成结胸，气塞不通，宜槟榔散。

【校注】

① 著（zhuó 浞）：穿。

② 冒家：即头目眩晕的人。

③ 迟：《伤寒论》作“微”。

④ 《论》：指《伤寒论》。

⑤ 微恶寒：指脉微恶寒。

卷十二

病可温十三条

雍曰：仲景本论门自三阴三阳，至发汗吐下以后证而终。自病可温以下，本论原无门目，其论说皆仲景之言，其见于三阳三阴诸门者，王叔和重出于《脉经》，以备仓猝寻按，今依《脉经》所撰录诸后。

仲景曰：大法，冬宜服热药及灸。

又师曰：病发热头痛，脉反沉，若不差，身体疼痛，当救其里，宜温药，四逆汤。雍曰：凡温药，皆用四逆汤；厥脉细者，宜当归四逆汤；凡脉微欲绝，及脉不出者，通脉四逆汤；内有久寒者，当归四逆加吴茱萸生姜汤主之。

又曰：下利腹胀满，身体痛，先温其里，宜四逆汤。

又曰：自利不渴者，属太阴，以其脏有寒故也，当温之，宜四逆辈。

又曰：少阴病，其人饮食入口则吐，心中温温欲吐，复不能吐，始得之，手足寒，脉弦迟。若膈上有寒饮，干呕者，不可吐，当温之，宜四逆汤。

又曰：少阴病，脉沉者，急温之，宜四逆汤。

又曰：下利，欲食者，就当温之。

又曰：下利，脉迟紧，为痛未欲止，当温之，得冷者，满而便肠垢。

又曰：下利，其脉浮大，此为虚，以强下之故也。设脉浮革，因尔肠鸣，当温之，宜当归四逆汤。

又曰：少阴病，下利，脉浮涩者，必呕，汗出必数更衣反少①，当温之。

又曰：伤寒，医下之，续得下利清谷不止，身体疼痛②，急当救里，宜温之，以四逆汤。

庞氏以凡病发热头疼，脉反沉，若不差，身体疼痛者；脉浮迟，表热里寒，下利清谷者；汗出热不去，内拘急，支③节疼，四逆者；下利，厥逆恶寒者；下利，腹痛胀满，身疼痛，脉浮者。凡五证，先用四逆汤温其里，得利止，乃可随证用药攻表也。

【校注】

① 数更衣反少：即大便次数多，大便量少。

② 身体疼痛：指太阳表证未解。

③ 支：同“肢”。

病不可灸七条

仲景曰：微数之脉，慎不可灸。因火为邪，则为烦逆，追虚逐实，血散脉中，火气虽微，内攻有力，焦骨伤筋，血难复也。常氏云：宜桂枝去芍药加蜀漆牡蛎龙骨救逆汤。欲其有汗，宜柴胡桂枝汤。

又曰：脉浮，当以汗解，而反灸之，邪无从出，因火而盛，病从腰以下必重而痹，名为火逆。若欲自解，当先烦，乃有汗，随汗而解。何以知之？脉浮，故知汗出当解。

又曰：火逆下之，因烧针烦躁者，桂枝甘草龙骨牡蛎汤主之。

又曰：脉浮热甚，而灸之，此为实，实以虚治，因火而动，必咽燥，吐血。

又曰：伤寒脉浮，医以火迫劫之，亡阳惊狂，卧起不安者，桂枝去芍药加蜀漆牡蛎龙骨救逆汤。

庞氏曰：灸及烧针之后，证以火劫者，并宜火劫法治之，烦躁、惊及狂，用六石风引汤尤良，柴胡加龙骨牡蛎汤亦通用。

又曰：不当灸而误灸，令火邪入腹，干错五脏，重加烦死。雍曰：凡火邪逆证者，宜桂枝甘草龙骨牡蛎汤。

病可灸八条

仲景曰：烧针令其汗，针处被寒，核起而赤者，必发奔豚，气从少腹上冲心者，灸其核上一壮，与桂枝加桂汤，更加桂。

又曰：少阴病，得之一二日，口中和，其背恶寒者，当灸之。

又曰：少阴病，吐利，手足不逆冷，反发热者，不死。脉不至者，灸少阴七壮。雍曰：凡灸少阴下利诸证，皆兼服四逆汤。

又曰：少阴病，下利，脉微涩，呕而汗出，必数更衣，反少，当温其上，灸之。一云：灸厥阴五十壮。当灸百会。

又曰：诸下利，皆可灸足大都五壮　一云七壮，商丘、阴陵泉[①]。

又曰：下利，手足厥，无脉，灸之。不温，脉不还，反微喘者死。少阴负趺阳者，为顺也。

又曰：伤寒脉促，手足厥逆，可灸之。为灸少阴、厥阴，主逆。

庞氏曰：当灸不灸，令病人冷结，久而弥固，气冲心必死。

【校注】

① 阴陵泉：上科本阴陵泉后有“皆三壮”三字。

病不可刺八条

雍曰：《脉经》与可刺、不可刺二门所载《素问》《灵枢经》语又有异者，今改从本经，字有当者，即从《脉经》，仍据所出之处，以别非仲景之言。

《灵枢经》曰：九刺之禁：新内勿刺，已刺勿内。大怒勿刺，已刺勿怒。方醉勿刺，已刺勿醉。大劳勿刺，已刺勿劳。大饥勿刺，已刺勿饥。大渴勿刺，已刺勿渴。大惊大恐，必定其气，乃刺之。又曰：粗工勿察，是谓伐身。

《灵枢》又曰：毋[①]刺熇熇[②]之热，毋刺漉漉[③]之汗，毋刺浑浑[④]之脉，此刺病与脉相逆者。

又曰：五脏之腧出于背者，灸之则可，刺之则不可。

《灵枢》又曰：热病身热甚，阴阳皆静《脉经》作争者，勿刺之。其可刺者，急取之，不汗出则泄，所谓勿刺者，有死征也。

《灵枢》又曰：上工刺其未生者也，其次刺其未盛者也，其次刺其已衰者也。《脉经》云：粗工逆此，谓之伐形。

《灵枢》又曰：热病不可刺者有九：一曰汗不出，大颧发赤，哕者死；二曰泄而腹满甚者死；三曰目不明，热不已者死；四曰老人婴儿，热而腹满甚者死；五曰汗不出，吐、下血者死；六曰舌本烂，热不已者死；七曰咳而衄，汗不出，出不至足者死；八曰髓热者死；九曰热而痉者死。凡此九者，不可刺也，《脉经》无此。《素问》《灵枢》禁不刺者甚多，详见补亡禁刺门。

仲景曰：太阳伤寒者，加温针，必惊也。常氏云：宜服救逆汤。

【校注】

① 毋（wú 无）：不要。

② 熇熇（hèhè 贺贺）：火势炽盛貌。

③ 漉漉：渗出、湿润。

④ 浑浑（gǔngǔn 滚滚）：水流盛大貌。

病可刺二十九条

仲景曰：太阳病，头疼至七日自愈者，其经竟故也 竟字仲景作尽。若欲再作经者，针足阳明，使经不传则愈。庞氏云：补三里穴。

又曰：太阳病，初服桂枝汤，而反烦不解者，当先刺风池、风府，却与桂枝汤则愈。

又曰：伤寒，腹满而谵语，寸口脉浮而紧者，此为肝乘脾，名曰纵，刺期门。

又曰：伤寒发热，啬啬恶寒，其人大渴，欲饮水浆者，其腹必满。若自汗出，小便利，其病欲解，此肝乘肺也，名曰横，刺期门。

又曰：阳明病，下血谵语，此为热入血室，但头汗出者，当刺期门，随其实而泻之，濈然汗出则愈。

又曰：妇人中风，发热恶寒，经水适来，得之七八日，热除，脉迟身凉，胸胁下满，如结胸状，谵语，此为热入血室，当刺期门，随其实而泻之。叔和曰：平病云，热入血室，无犯胃气及上二焦。雍曰：与此相反，岂谓药不谓针耶。

又曰：太阳与少阳并病，头痛，颈项强而眩，时如结胸，心下痞，当刺大椎第一间、肺俞、肝俞，慎不可发汗。发汗则谵语，脉弦，五日不止，当刺期门。

又曰：少阴病，下利便脓血，可刺。

又曰：妇人怀身伤寒，腹满不得小便，从腰以下重，如有水气状，怀身七月，太阴当养不养，此心气实，当刺泻劳宫及关元，小便利则愈。

又曰：伤寒喉痹，刺手少阴，在腕[①]，当小指后动脉是也，针入三分，补之。《素问》曰：有病身热汗出，烦满不为汗解，此为何病？岐伯曰：汗出而身热者，风也；汗出而烦满不解者，厥也；病名曰风厥。巨阳主气，故先受邪，少阴与其为表里也，得热则上从之，从之则厥也。表里刺之，饮之汤剂。雍曰：此伤寒感异气变而为风厥也，宜刺太溪、昆仑，服茯苓桂枝甘草大枣汤。

《灵枢》经曰：热病三日，气口静，人迎躁者，取之诸阳，五十九刺，以泻其热而出其汗，实其阴以补其不足。《素问》曰：病甚者，为五十九刺。《灵枢》曰：所以五十九刺者，两手外内侧各三，凡十二痏。五指间各一，凡八痏，足亦如之亦八痏也。头入发一寸旁三分各三，凡六痏。更入发三寸边各五，凡十痏。耳前后口一作耳下项中各一，凡六痏。巅上一，囟会一，发际一，廉泉一，风池二，天柱二。此五十九穴也。

雍曰：五十九刺，出于二经，见于仲景、叔和二书，然未闻有善用之者，古人第存之而不敢废上古之法。后有《灵枢》十一证，亦多不能解者，亦不能废法耳。

《灵枢经》曰：热病先肤痛，窒鼻充面，取之皮，以第一针[2]五十九，苛轸 一云苛干 鼻，索皮于肺，不得索之火。火，心也。轸，车上前后两端横木也。言鼻塞之甚，内外不通，亦犹轸之横塞也。

又曰：热病嗌干多饮，善惊，卧不得安 一作卧不能起，取之肤肉，以第六针[3]五十九。目眥青，索肉于脾，不得索之木，木，肝也。

又曰：热病面青脑痛，手足烦，取之筋间，以第四针[4]针于四逆 一作边。筋辟 一作躄[5] 目浸，索筋于肝，不得索之金，金，肺也。

又曰：热病数惊，瘛疭而狂，取之脉，以第四针急泻有余者。癫疾，毛发去，索血 一作脉 于心，不得索之水，水，肾也。

又曰：热病而身重骨痛，耳聋而好瞑[6]，取之骨，以第四针五十九，刺骨。病食 一作不食，啮牙齿，耳青 一作清，索骨于肾，不得索之土，土，脾也。

又曰：热病，先身傍敎 《太素》作倚，本经作涩倚而热，烦闷，干唇口嗌，取之脉，以第一针五十九。肤胀口干寒热 本经作寒汗出，索脉于心，不得索之于水，水者，肾也。

又曰：热病，头痛颞颥[7]，目瘈脉痛，善衄，厥热病也，取之以第三针[8]，视有余不足，寒热痔。

又曰：热病，体中病重，肠中热，取之以第四针于其腧，及下诸指间，索气于胃，络得气也。

又曰：热病，侠脐急痛，胸胁支满，取之涌泉与太阴、阳明 《脉经》作阴陵泉，以第四针针嗌里。

又曰：热病而汗且出之 经作及，脉顺可汗者，取之鱼际，太渊、大都、太白，泻之则热去，补之则汗出，汗出太甚者，取内踝上横文 一作脉 以止之。

又曰：热病七八日，脉口动喘而短者，兼刺之。汗且自出，浅刺手大指间。

《素问》曰：热病，先胸胁痛，手足躁，刺足少阳，补足 一作手 太阴病甚者，为五十九刺。王冰云：足少阳邱虚取之。

又曰：热病，始手臂痛者，刺手阳明、太阳而汗出止。王云：臂痛，列缺主之；取汗，商丘主之。

又曰：热病，始于头首者，刺项太阳而汗出止。王云：足太阳天柱主之。

又曰：热病，先身重骨痛，耳聋好瞑，刺足少阴。病甚，为五十九刺。

又曰：热病先眩冒而热，胸胁满，刺足少阴、少阳。

又曰：热病始于足胫者，刺足阳明而汗出止，此出《甲乙经》。

【校注】

① 腕：原作“脘”，据豫医双璧本及人卫本改。

② 第一针：指九针中的第一针，即镵针。镵针，古针具名。

③ 第六针：指九针中的第六针，即圆利针。

④ 第四针：指九针中的第四针，即锋针。

⑤ 躄（bì 必）：手脚屈伸不能行动。

⑥ 瞑（míng 明）：眼睛昏花。《集韵》：目不明也。

⑦ 颞颥（nièrú 聂儒）：头骨的两侧靠近耳朵上方，眉后方。

⑧ 第三针：指九针中的第三针，即鍉针，又称推针。

病不可水十条

仲景曰：发汗后，饮水多者，必喘，以水灌之，亦喘。常氏云：微喘，宜麻黄杏子甘草石膏汤。雍曰：饮水多者，五苓散。

又曰：伤寒，大吐大下之，极虚，复极汗出者，其人外气怫郁，复与之水，以发其汗，因得哕。所以然者，胃中寒冷故也。常氏曰：可小温中汤、小半夏汤。雍曰：胃寒，理中汤；哕者，半夏汤、五苓散。

又曰：阳明病，潮热，大便微硬，可与承气汤；不坚，勿与之。若不大便六七日，恐有燥屎，欲知之法，可与小承气汤。若腹中不转失气者，此但初头硬，后必溏，不可攻之。攻之必胀满不能食，欲饮水者，与水则哕。雍曰：可温中汤。哕者，小半夏汤。

又曰：下利，其脉浮大，此为虚，以强下之故也。设脉浮革，因尔肠鸣，当温之，与水哕。雍曰：宜温中汤。

又曰：病在阳，当以汗解，而反以冷水潠之，若灌之，其热被却不得去，弥更益烦，皮上粟起，意欲饮水，反不渴，宜文蛤散。若不差，与五苓散。若寒实结胸，无热证者，与三物小陷胸汤，白散亦可服。身热，皮粟不解，欲引衣自覆，若以水灌之、洗之，益令热却不得出，当汗而不汗，即烦。假令汗出已，腹中痛，与芍药三两，如上法。

又曰：寸口脉浮大，医反下之，此为大逆。浮则无血，大则为寒，寒气相搏，则为肠鸣。医乃不知，而反饮冷水，令汗大出，水得寒气，冷必相搏，其人则䬪。常氏云：宜草豆蔻散。

又曰：寸口脉濡而弱，濡则恶寒，弱则发热，濡弱相搏，脏气衰微，胸中苦烦。此非结热，而反薄居，水渍布冷，铫[1]贴之，阳气遂微，诸腑无所依，阴脉凝聚，结在心下，而不肯移，胃中虚冷，水谷不化，小便纵通，复不能多。微则可救，聚寒心下，当奈何也。

《千金翼》曰：太阳病，小便利者，为水多，心下悸。雍曰：宜小半夏加茯苓汤。

仲景曰：凡得时气病，至五六日而渴欲饮水，饮不能多，不当与也。何者？以腹中热尚少，不能消之，便更与人作病也。至七八日，大渴欲饮水者，犹当依证而与之，与之常令不足，勿极意也。言能饮一斗，与五升。若饮而腹满，小便不利，若喘若哕，不可与之也。饮而忽然大汗出，是为自愈也。

又曰：凡得病反能饮水者，此为欲愈之病。其不晓病者，但闻病人饮水自愈，小渴者，乃纵与之饮，因成其祸，不可复救也。庞氏曰：凡病非大渴，不可与饮冷水。若小渴，口燥咽干，少少呷水滋润之。若不与水，则干燥，无由作汗，烦喘而死者多已，但勿令足意饮也。若不汗将来，燥渴甚者，但足意饮之，勿疑。若小渴强饮者，致停饮，心下满结，喘而死者多矣。其有热脉数，尚可作汗而解者，千幸之幸也。

【校注】

① 铫（diào　掉）：一种有柄有嘴的烹煮器。《说文》：温器也。

病可水八条

仲景曰：太阳病，发汗后，若大汗出，胃中干，烦躁不眠，其人欲得饮水者，当稍饮之，令胃中和则愈。

又曰：厥阴病，渴欲饮水者，少少与之愈。

又曰：太阳病，寸缓关浮尺弱，其人发热汗出，复恶风寒，不呕，但心下痞者，此为医下之也。若其不下，病人不恶寒而渴者，为转属阳明。小便数者，大便则坚，不更衣十日，无所苦也。渴欲饮水，少少与之，但以法救之。渴者，宜五苓散。

又曰：寸口脉洪而大，数而滑，洪大则营气长，滑数则胃气实。营气长，则阳盛怫郁，不得出身；胃实则坚难，大便则干燥，三焦闭塞，津液不通。医发其汗，阳气不周，复重下之，胃燥蓄热，大便遂燥，小便不利，荣卫相搏，心烦发热，两眼如火，鼻干面赤，舌燥，齿黄焦，故大渴，过经成坏病，针药所不能制。与水灌枯槁，阳气微散，身寒温衣，覆令汗出，表里通然，其病即除。形脉都不同，此愈非治法，但医所当慎，妄犯伤营卫。

又曰：呕吐而病在膈上，后思水者解，急与猪苓散，饮水亦得也。《千金》亦曰：必思煮饼，急思水者，与五苓散饮之。余同

又曰：霍乱而头痛发热，身体疼痛，热多饮水者，属五苓散。

庞氏曰：病人水药入口则吐，或渴而呕者，或汗后脉尚浮而烦渴者、或下利、渴而小便不利者，或呕而小便不利者，五苓散皆主之。或因渴，停水心下，短息者，难治。

又曰：若头痛无热，但狂言，烦躁不安，精神不与人相当，勿以火导之，但以猪苓散方寸匕服之，当连饮新水三升，即令指刺喉中吐去之，病随手愈。若不能吐者，而强与水，水停则结心下也，当以药吐之，不尔，更致危病。若当吐，不时以猪苓散吐之，其死殆速矣。亦可针之，佳。水饮膈实，难治，此三死一生也。《千金》之文。

病不可火十一条

仲景曰：太阳中风，以火劫发其汗，邪风被火热，血气流溢，失其常度。两阳①相熏灼，其身发黄。阳盛则欲衄，阴虚小便难，阴阳俱虚竭，身体则枯燥。但头汗出，剂颈而还，腹满微喘，口干咽烂，或不大便，久则谵语，甚者至哕，手足躁扰，循衣摸床，小便利者，可治。雍曰：宜桂枝去芍药加蜀漆牡蛎龙骨救逆汤、五苓散。

又曰：太阳病，医发汗，遂发热恶寒，复下之，则心下痞。此表里俱虚，阴阳气并竭，无阳则阴独，复加烧针，因胸烦，面色青黄，肤瞤者，难治。今色微黄，手足温者，易愈。雍曰：发热恶寒，宜小柴胡汤；心下痞者，生姜泻心汤；火逆，宜救逆汤。

又曰：阳脉浮，阴脉弱，则血虚，虚则筋急。其脉沉者，营气微也；其脉浮而汗出，如流珠者，卫气衰也。营气微者，加烧针则血流不行，更发热而烦躁也。雍曰：和营卫，宜柴胡桂枝汤；因烧针烦躁者，宜桂枝甘草龙骨牡蛎汤也。

又曰：伤寒脉浮，医以火劫迫之，亡阳，必惊狂，卧起不安者，属桂枝去芍药加蜀漆牡蛎龙骨救逆汤。

又问曰：得病十五六日，身体黄，下利，狂欲走。师脉之，言当下，清血如豚肝乃已。后如师言。何以知此？师曰：寸口脉阳浮而阴濡，阳浮为风，阴濡为弱，为少血一作虚。浮虚受风，少血发热，恶寒洒淅，项强头眩。医加以火熏等，令汗出，恶寒遂罢，客热因火而发，怫郁蒸肌肤，身目为黄，小便微难，短气，从鼻中出血；而复下之，胃无津液，泄利遂不止。热瘀在于膀胱，蓄结成积聚，状如豚肝，当下不下，心乱迷愦，奔走赴水，不能自制，蓄血若去，目明心了。此皆医所为，他无祸患，微轻者得愈，重极者不治。雍曰：宜犀角地黄汤，有热如狂者，加黄芩。

又曰：形作伤寒，其脉不弦紧而弱，弱者必渴，被火者谵语，弱者发热脉浮，解之当汗出愈。雍曰：宜救逆汤。

又曰：太阳病，以火熏之，不得汗，其人必躁。到经不解，必圊血。雍曰：宜犀角地黄汤。

又曰：阳明病，被火，额上微汗出，而小便不利，必发黄。常氏云：可茵陈汤、五苓散。

又曰：阳明病，其脉浮紧，咽干口苦，腹满而喘，发热汗出，不恶寒，反恶热，身体重。发汗则躁，心愦愦，而反谵语；加温针，必怵惕，烦躁不得眠。雍曰：宜桂枝甘草龙骨牡蛎汤；若误下者，栀子豉汤。庞氏曰：脉浮紧不可下，恐变风温，宜详之。

又曰：少阴病，咳而下利，谵语，是谓被火气劫也，故小便必难，为强责少阴汗也。常氏云：宜用救逆汤解其火气，五苓散通其小便。

又曰：太阳病二日，反躁，反熨其背，大汗出，火气入胃，胃中水竭，躁烦，必发谵语。十余日，振慄，自下利者，此为欲解也。故其汗从腰以下不得汗，其人欲小便不得，反呕，欲失溲，足下恶风，大便硬，小便常数，而反不数及多，大便已，其头卓然而痛，其人足心必热，谷气下流故也。雍曰：大便坚及烦躁谵语者，宜调胃承气汤以和其胃，不得小便者，宜五苓散。

【校注】

① 两阳：风为阳邪，火亦属阳，中风用火劫，故云两阳相熏灼。

病可火二条

仲景曰：下利，谷道中痛，当温之。当以熬盐末熨之。一方，炙枳实熨之。《千金翼》云：宜炙枳实，若熬盐等，如炒蚕沙之类皆可熨。庞氏言，枳实末与盐相兼用，益佳。或单用枳实末。非枳实须逐片炙用，即枳壳也。

庞氏曰：脐中冷结，不可便熨，冷气攻心腹，必死。须先用药温之，久而可熨之。

又曰：脐下冷结，或关阳去者，大小便不通，服药虽多，不见效，炒盐熨脐下，须臾即通。若病人已服巴豆、甘遂、大黄、轻粉之类过多者，略通则大利，而损人宜详之。

火邪三条

庞氏曰：伤寒，医以火置卧床下，或周身用火迫劫汗，或熨、或误炙、皆火邪也。仲景曰：伤寒脉浮，医以火迫劫之，亡阳，必惊狂，或卧起不安者，宜桂枝去芍药加蜀漆牡蛎龙骨救逆汤。

又曰：火逆下之，因烧针烦躁者，桂枝甘草汤主之。雍曰：可代救逆汤用之。

庞氏曰：灸及烧针后，证似火劫者，并宜以火劫治之。烦躁，惊及狂，用《金匮》风引汤尤良，柴胡加龙骨牡蛎亦通用。

《千金方》曰：其病形不可灸，因火为邪，散走血脉，伤脉尚可，伤脏则剧。井俞冗肿，黄汗自出，经络外烂，肉腐为痈脓，此为火疸，医所伤也。雍曰:《千金翼》[①]有火疸一证，错简在狐惑后，又并微数之脉不可灸证合为一。又云：应用泻心汤，其言舛谬不可续。微数之脉不可灸，已见本门。独留火疸一证，似属火邪，故录于此。《外台》以泻心汤治蚀于上部，属狐惑，亦系火疸，微数脉于后，其误久已。

【校注】

① 《千金翼》：以上所论火疸内容，出孙思邈《千金要方·卷第十·伤寒不发汗变成狐惑第四》，故此当作《千金方》为是。

卷十三

两感[①]证五条

《素问》曰：人之伤于寒也，则为病热，热虽甚不死。其两感于寒而病者，必不免于死。

又曰：两感于寒者，病一日，则巨阳与少阴俱病，则头痛口干，烦满而渴。二日，则阳明与太阴俱病，则腹满身热，不饮食，谵语。三日，少阳与厥阴俱病，则耳聋囊缩而厥，水浆不入，不知人，六日死。《病源》曰：水浆不入，不知人，则六日而死，其义甚明。

问曰：《素问》言不知人，六日死，又言三日其气乃尽，何也？雍曰：两感之病，表里俱传，三日而六经竟[②]，虽竟而气未绝，故经竟之后，又三日，其气乃绝。其言三日者，谓三日而阳明之气方尽故也。言六日者，通传经之日也。传经三日，气尽故言六日。何以明之？三日经竟之时，五脏已伤，六腑不通，荣卫不行。如是之后，又三日，气尽乃死。帝以疑而问之，而岐伯告以阳明气血盛，不知人三日，而后死也。《经》既曰如是之后，则是传六经竟之后也。又曰不知人三日，则是阳明未绝之时也。经竟甚明，而或者谓其传六经而后死，夫能再传，则不死矣。本以邪气传至少阳，欲传太阴之间，而太阴已先与阳明同受邪气，不能更受后来再传之邪，虽太阴复欲以邪传之三阳，而三阳邪气亦皆满，亦不更尔容受，两邪相拒，六经皆满，俱不能流注传泄，是以六腑不通，荣卫不行，水浆不入，不知人，以待阳明之气尽而后死矣。阳明，胃经也。胃为血气之海，朝夕灌注，荣卫六腑十二经者，皆胃之气血也。诸经虽绝，独阳明气血未尽，故又三日而后死也。六日死，三日死，只是两感一证。或者谓再传为六日死，邪气直入阳明为三日死，遂分两证，此说甚误，未通经意。又不当改经血气盛为邪气盛，仍有血气随邪而尽之说，皆失也。反复读经，当自得之。庞氏曰：两感之疾，《素问》无脉候。今详之，凡脉沉者，皆属阴也。一日脉当沉而大，沉者，少阴也，大者，太阳也；二日脉当沉而长；三日脉当沉而弦，乃以合表里之脉。沉长弦皆隐于沉大也。凡三阴无合病，惟三阳有合病。今三阳与三阴合病，故其脉似沉紧而大，似沉实而长，亦类革至之死脉也。

王仲弓[③]监丞曰：本论言两感俱作，治有先后，发表攻里，本自不同。近时张翊云：论有伤寒，医下之，利不止，身疼痛者，急当救里。后身疼痛，清便自调者，急当救表。今可依仿而治。既云治有先后，则宜先救里，内才温则可医。然救表亦不可缓也。朱氏曰：内尤为急也。雍曰：救里药用四逆，救表药用桂枝汤。此法出于不得已，犹愈于束手待毙矣。仲景曰：救里药用四逆，救表药用桂枝汤。更看临时寒热多少参订之。幸有表里一轻者，则急治其重者也。然其治大宜速，过三日，则水浆不入，虽有药不纳已，张亦未悟此也。

两感论曰：病人有不治之证，古人不复论方药者，立论固可如此，医家亦可如此，而人有父母兄弟[④]至亲，不幸遇疾如此，能坐视不思拯援万死一生之术哉？孙真人论，精神困者，病久不差欲死者，但与药救之，十人中或差三四。以是言，则人虽有不治之病，其气未绝之间，亦无不服药待尽之理。今观两感之证，以阴阳之经，邪气皆满，不相来往传注，故为必死之候。乘其三日内，邪气未满，营卫可通之时，早为疗治，尚或不死。若六经邪气三日既满，则水浆不入，汤药何缘可纳？势须于初觉之时急治之。然初感之日，谁能断然不疑？知其为两感，拟议之间已不及矣，是以必至于死也。雍谓汤药至此，不如针灸。汤药虽可内攻，而内攻未必至，虽至而药病方有胜负。针艾可以外泄，随其轻重，必有泄而出者。昔虢太子之死，扁鹊治之，盖外泄之术也。方其厥气上行，绝阳破阴，有甚于两感不知人之证。扁鹊以为阳脉下坠，阴脉上争，令气闭而不通。夫厥气，亦邪气也。阳脉阴脉者，即阳经阴经也。阳脉下坠，犹传之阳也。阴脉上争，相搏而不能受也。气闭不通，以阴阳俱邪实，故不通，不通则水浆不入矣。越人于是不施汤剂，而遽用针石，外取三阳五会，有间，太子苏。是知汤不能达于外，而针尚可泄于外也。既苏而得为五分之熨，以逐余邪。邪去然后得服汤药，二旬而复故。倘使汤先，必不能得入，何缘有复苏之理？今两感之邪，与尸厥之邪，其暴杀人一也。诚能效越人先针后汤之术，取之三阳，使三阳气缓，然后灼三阴之会，以泄其邪。邪气未尽，方以汤攻，使无所逃，既尽，则以汤养之。虽生死未可必，而其为治，有所据而不谬矣。故愚意欲先取昆仑、委中，乃去其血，以泄太阳；次取三里，以泄阳明；后取邱墟、阳陵泉，以泄少阳。三阳气既缓，急灸三阴交穴，以泄三阴之邪。此穴亦难取，或上下左右少差即能中。一阴二阴不中，必三阴俱中，仍须审度，再分灸之上。阴陵泉可泄太阴，太溪可泄少阴，大敦可泄厥阴。炷如麦粒，缓缓灸之，徐泄其气，不必以多为贵也。虽其如此，亦不可以不灸三阴交。先并泄之，然后分得阴阳，得阴阳缓，乃可服汤。泄不患多，治不厌速，盖有三日之期，不可待也。所以不敢用熨者，必为火邪，故惟用汤。二者，皆阴气闭不通之疾，大略相似，而其为寒热则异也。以是思之，则三阳合病之中，脉有负者，亦宜灸刺以治之。且如阳明少阳合病，其脉负者，少阳木气盛也。泻邱墟、阳陵泉，则少阳木气不得不平；补三里，则阳明之土，不得不旺。或不精补泻者，第以刺为泻，灸为补，古人皆有是法。如是，则虽死亦有可生理，所谓十中三四愈者，未必不如孙氏之言也。虽然天下之事，固有大小同异，而其理一也。昔洪水横流，泛滥于中国，禹决九州，然后人得平土而居之。愚因诵此，而得通病有外泄之理。使早得而熟之，则越人氏之学，何难至之。颜渊曰：舜何人也，予何人也，有为者亦若是，况卢扁乎。惜余得之暮年，所用之小也，然亦不敢不告诸来者，故备言之。

【校注】

① 两感：指相表里的两经同时受邪。如太阳少阴、阳明太阴、少阳厥阴。

② 竟：周遍。此指六经传遍。

③ 王仲弓：原作“王仲弓曰”，据豫医双璧本及上科本改。

④ 父母兄弟：原作“父兄母弟”据豫医双璧本及上科本改。

阴阳交[①]十一条

《素问》三十三篇曰：有温病者，汗出辄复热，而脉躁疾，不为汗衰，狂言，不能食。岐伯曰：病名阴阳交，交者，死也。人所以汗者，皆生于谷，谷生于精。今邪气交争于骨肉而得汗者，是邪却而精胜也，精胜则当能食而不复热。复热者，邪气也。汗者，精气也。今汗出而辄复发热者，是邪胜也。不能食者，精无俾也。汗而热留者，其寿可立而倾也。

又曰：《热论》曰，汗出而脉尚躁盛者死。今脉不与汗相应，此不胜其病也，其死明矣。狂言者，是失志，失志者死。今见三死，不见一生，虽愈，必死也。雍曰：汗出辄复热，一死；脉尚盛，二死；狂言失志，三死也。

《灵枢》二十三篇曰：热病已得汗，而脉尚躁盛者，此阴脉之极也，死。其得汗而脉静者，生。雍曰：此二证，《脉经》皆以为阴阳交。疑以得汗者为交，不得汗者非交也。

又曰：热病已得汗，而脉尚躁，且复热，勿肤刺，喘甚者死。

《脉经》曰：热病，阴阳交者，死。又曰：热病，烦已而汗，脉当静。

又曰：太阳病，已得汗，脉反躁盛者，是阴阳交，死。复得汗，脉静者，生。

又曰：热病阴阳交者，热烦心躁，太阴、寸口脉两部尚躁盛，是阴阳交，死。得汗脉静者，生。雍曰：已上二证，与前同。《灵枢》不言阴阳交，此言阴阳交，为异。《脉经》所载皆古书，此二证莫知所出也。

又曰：热病，阳进阴退，头独汗出者，死。阴进阳退，腰已下至足汗出者，死。阴阳俱进，汗出已，热如故，亦死。阴阳俱退，汗出已，寒慄不止，鼻口气冷，亦死。已上十证，并见《脉经·阴阳交部》。

又曰：热病所谓并阴者，热病已汗，因得泄，是谓并阴，故治 一作活。

又曰：热病所谓并阳者，热病已得汗，脉尚躁盛，火[②]热汗出，虽不汗出，若衄 庞氏云：和而衄 者，是谓并阳，故治。雍曰：并阴阳二证，诸书无所见，亦类阴阳交，故《脉经》继之于其后。

阴阳交论曰：伤寒两感、阴阳交二证，皆出于《素问》。仲景发明两感，而不及阴阳交。王叔和载阴阳交，而不及两感。后世因仲景而明两感之证，独阴阳交多所未解。予考阴阳交之证，大抵伤寒脉不为汗解者，皆阴阳交也。何以不为汗解？曰：独阴独阳之病，一汗则解。阴兼阳、阳兼阴之病，一汗不能解。盖汗解其阴，阳脉不得退；汗解其阳，阴脉不得退，此所以不为汗衰也。然则阴兼阳、阳兼阴者，何病也？余悉索之，则两感之证似之。一日太阳与少阴俱病，二日阳明与太阴俱病，皆阴兼阳，阳兼阴也。阴阳相兼而病，故其病名曰交。是以太阳汗解，而少阴未得解，阳明汗解，而太阴未得解者，岂非因其相交而不为汗衰乎？观二证之言，初若不相同，合二证阴阳之理，则无异也。故《素问》言两感，本非病名，至阴阳交，则曰病名阴阳交。盖两感言其始感，阴阳交者，著其名也。故阴阳交之证，有日复得汗，脉静者生，是邪气再出而复生也。仲景亦曰发表攻里，本自不同，岂非再乎。故遇斯病者，当参二证而治之。然则仲景发明两感，而不及阴阳交；叔和载阴阳交，而不言两感，意岂异乎？更俟贤哲明之。

【校注】

① 阴阳交：证名。热病汗出后复发热、汗出、脉躁、狂言的危证。因阳邪入于阴分，交结不解所致。

② 火：人卫本作“大”，当是。

三阳合病十五条

庞氏曰：凡三阴无合病，惟三阳有合病十四证。其三阴三阳相并而病者，即两感是也。雍曰：合病十四证，已见三阳经。今重列于下，非惟便于检按，亦相附参考易明，庶无差矣。

仲景曰：太阳与阳明合病者，必自下利，葛根汤主之。

又曰：太阳与阳明合病，不下利，但呕者，葛根加半夏汤主之。

又曰：太阳与阳明合病，喘而胸满者，不可下，宜麻黄汤。

仲景问曰：何缘得阳明病？答曰：太阳病，若发汗、若下、若利小便，亡其津液，胃中干燥，因转属阳明。不更衣，大便难者，此阳明病也。雍曰：无太阳证者，宜调胃承气汤。凡转属之法，与合病微不同。且如太阳阳明合病，必须解两经之邪，故仲景不舍葛根、麻黄二汤。若转属阳明，可以少俟太阳证衰，即以调胃承气汤专攻阳明，一举而两得之。盖太阳为既往，则当日衰；阳明为方来，则当日盛故也。

又曰：二阳并病，太阳证罢，但发潮热，手足漐漐汗出，大便难而谵语者，下之则愈，宜大承气汤。朱氏曰：若太阳证不罢，不可下，宜桂枝麻黄各半汤小发其汗。雍曰：若太阳不罢者，宜少俟一日，又不罢，则依朱氏法。

又曰：二阳并病，太阳初得病时，发其汗，汗先出不彻，因转属阳明，续自微汗出，不恶寒。若太阳病证不罢者，不可下，下之为逆，如此，可小发汗。设面色缘缘正赤者，阳气怫郁在表，当解之熏之 一作蒸。若发汗不彻，不足言，阳气怫郁不得越，当汗不汗，其人躁烦，不知痛处，乍在腹中，乍在四肢，按之不可得，其人短气但坐，以汗出不彻故也，更发汗则愈。何以知汗出不彻？以脉涩故知之。雍曰：宜桂枝麻黄各半汤。

问曰：太阳阳明合病①、并病②，二者之证，何以别之？朱氏曰：脉浮大而长，头疼腰痛，肌热鼻干目疼者，合病也。太阳初得病时，发其汗，汗先出不彻，因转属阳明，续自微汗出，不恶寒者，并病也。雍曰：合病，脉浮大而长者，未必恶寒；其脉浮紧而长，无汗者，当恶寒也。皆宜桂枝麻黄各半汤。有下证者，自宜前法。

仲景曰：太阳与少阳并病，头项强痛，或眩冒，时如结胸，心下痞者，当刺大椎第一间、肺俞、肝俞，慎不可发汗。发汗则谵语，脉弦，五六日谵语不止，刺期门。雍曰：仲景言少阳不可发汗，故并病亦不可汗也。

又曰：太阳少阳并病，心下硬，颈项强而眩者，当刺大椎、肺俞、肝俞，慎勿下之。雍曰：仲景曰，太阳病转入少阳，脉沉迟者，与小柴胡汤。庞氏曰：脉紧者，小柴胡汤，少加牡蛎。大抵少阳多宜和解，故宜小柴胡汤。太阳和解，亦宜用之。

又曰：太阳少阳并病，太阳病不解，转入少阳者，胁下硬满，干呕不能食，往来寒热，尚未可吐下，脉沉紧者，与小柴胡汤。庞氏曰：脉紧者，小柴胡加桂枝；胁下硬满，加牡蛎。

又曰：阳明少阳合病，必下利。其脉不负者，顺也。负者，失也。互相克贼，名为负也。雍曰：宜理中汤。下利而厥者，宜四逆汤。其脉不弦者，为顺。脉弦者，阳明土负也。急泻邱墟、阳陵泉，以泄少阳木；急灸三里，以补阳明土也。

仲景曰：三阳合病，腹满身重，难以转侧，口不仁，面垢，谵语。下之则额上生汗，手足厥冷。若自汗出者，白虎汤主之。

又曰：三阳合病，脉浮大，上关上，但欲眠睡，目合则汗。庞氏曰：不言弦者，隐于长大也。常氏云：可桂枝柴胡各半汤。雍曰：即柴胡桂枝汤也。

问曰：仲景言本太阳病，因医下之，腹满时痛，转属太阴者，此为两感乎？为合病乎？雍曰：非也。合病虽亦有转属者，要之两阳俱作也。两感则表里阴阳俱病矣。《难经》曰：人之有尺，犹木之有根，枝叶虽枯槁，根本将自生。两感则根叶皆将枯，无自而生矣。合病，太阳太阴，虽名一阴一阳，而实非相为表里之经，互相有生救。谓如太阳虽病而少阴不受病，太阴虽病而阳明不受病，正类枝叶虽枯槁，根本自生之象，是以不为两感。况本非邪气传注，医误下之，移太阳之疾入于太阴，非两经俱作之证甚明。是以仲景用桂枝加芍药汤、桂枝加大黄汤也。

【校注】

① 合病：即两经以上的症状同时出现。

② 并病：一经病证未罢又出现另一经的症状。

结胸二十二条

雍曰：结胸、痞气、阳毒、阴毒、狐惑、百合六证，虽有见于前证中者，而庞氏皆以其异证，故别列于后。今依庞氏之法，益以斑、黄、血、衄证，为十证。

仲景曰：问病有结胸，有脏结，其状何如？曰：按之痛，寸脉浮，关脉沉，名曰结胸。庞氏曰：寸口脉浮，关上尺中皆沉，或沉紧。

又曰：何为脏结？答曰：如结胸状，饮食如故，时时下利，寸脉浮，关脉小细沉紧，名曰脏结。舌上白苔滑者，难治。常氏云：可刺关元，在脐下。

又曰：脏结无阳证，不往来寒热 一云寒而不热，其人反静，舌上苔滑者，不可攻也。常氏云：可刺关元穴。

又曰：病人胁下素有痞，连在脐旁，痛引小腹，入阴筋者，此名脏结，死。常氏云：可刺大赫，在腹部第二行。

又曰：病发于阳，而反下之，热入因作结胸；病发于阴，而反下之，因作痞也。所以成结胸者，此下之太早故也。朱氏曰：伤寒本无结胸，以其热下之早，热气乘虚而入，痞结不散，变成结胸。王仲弓曰：杜壬[①]云，伤寒在表误下者，宜急频与理中汤、丸，更加人参，多得解，不作结胸。若大腹转损发厥者，恳与四逆汤便安。若胃中虽和而病不退，候再有里证再下之。朱氏云：以前来下汤未是故也。

又曰：若心下满而硬痛者，此为结胸也，大陷胸汤主之。但满而不痛者，此为痞，宜半夏泻心汤。

又曰：结胸证，其脉浮大者，不可下，下之则死。朱氏云：尚宜发汗也。脉浮是表证，兼以小柴胡汤等先发表，表证罢，后以结胸药下之。常氏云：用巴豆黄连饼子，封脐中灸之，即诸方中所谓圣饼子灸法也。

又曰：结胸证悉具[②]，烦躁者亦死。

又曰：太阳病，脉浮而动数，浮则为风，数则为热，动则为痛，数则为虚，头痛发热，微盗汗出，而反恶寒者，表未解也。医反下之，动数变迟，膈内拒痛，胃中空虚，客气动膈，短气烦躁，心中懊憹，阳气内陷，心下因硬，则为结胸，大陷胸汤主之。雍曰：此即病发于阳而反下之之证也。若不结胸，但头汗出，余处无汗，剂颈而还，小便不利，身必发黄者，可茵陈蒿汤。雍曰：若单服茵陈浓汁，调五苓散亦可。

又曰：伤寒六七日，结胸热实，脉沉而紧，心下痛，按之石硬者，大陷胸汤主之。

又曰：伤寒十余日，热结在里，往来寒热者，与大柴胡汤。但结胸，无大热者，此为水结在胸膈也。但头微汗出者，大陷胸汤主之。雍曰：可下证中，自但结胸下，分别为二证，故用二药不同。

又曰：太阳病，重发汗而复下之，不大便五六日，舌上燥而渴，日晡所小有潮热 一云日晡所发心胸大烦，从心下至少腹硬满而痛者，大陷胸汤，或以大陷胸丸下之。

又曰：小结胸证，正在心下，按之则痛，脉浮滑者，小陷胸汤主之。

又曰：太阳病二三日，不得卧，但欲起，心下必结，脉微弱者，此本有寒分。反下之，若利止，必作结胸；未止者，四日复下之，此作协热利也。常氏云：脉微弱有寒者，可增损理中丸；作结胸者，大、小陷胸汤；协热利者，白头翁汤。

又曰：太阳病，下之后，其脉数促一作纵，不结胸者，此为欲解也。脉浮者，必结胸常氏云：可增损理中丸；脉紧者，必咽痛常氏云：可桔梗甘草汤；脉弦者，必两胁拘急常氏云：可小柴胡汤脉细数者，头痛未止常氏云：可葱须汤脉沉紧者，必欲呕常氏云：可七物黄连汤脉沉滑者，协热利常氏云：可白头翁汤脉浮滑者，必下血常氏云：可柏皮汤。

又曰：病在阳，应以汗解之。反以冷水灌之、潠之，其热被却不得去，弥更益烦，肉上粟起，意欲饮水，反不渴者，服文蛤散。若不差者，与五苓散。寒实结胸，无热证者，与三物小陷胸汤，白散亦可服。庞氏云：无热证者，与三物白散小陷胸汤非也。愚以为热者，小陷胸汤；寒者，三物白散。

又曰：结胸者，项亦强，如柔痓状，下之则和。庞氏云：宜服大陷胸汤。

又曰：太阳少阳并病，而反下之，成结胸，心下硬，下利不止，水浆不下，其人心烦。常氏云：可半夏、生姜二泻心汤。

《活人书》云：西晋崔行功云：伤寒，结胸欲绝，心膈高起，手不得近，大、小陷胸皆不差者，此是下后虚逆，气已不理，而毒复上攻，气毒相搏，结于胸中，当用枳实理中丸。先理其气，次疗诸疾，古今用之如神，应手而愈。今常氏谓增损理中丸即是也。庞氏曰：近世治结胸，多用针头丸，用硫黄、阳起石者，若病热毒甚者必死，惟治冷结寒实耳。

《活人书》云：结胸三种：有大结胸，不按而痛，胸连腹坚硬，大陷胸汤主之；有小结胸，按之心下痛，小陷胸汤主之；有水结胸，在膈间，亦名结胸，小半夏加茯苓汤、小柴胡去枣加牡蛎汤主之。又有寒热二证，有热实结胸者，胸中烦躁，心内懊憹，舌上燥渴，脉沉滑者，皆热证也，大陷胸汤主之；有寒实结胸，无热证者，三物白散、枳实理中丸主之。

王仲弓曰：治结胸，当用小陷胸汤甚佳，大陷胸汤太峻。如不得已，则用大陷胸汤、丸。脉浮者，不得用大陷胸丸，宜用小陷胸、枳实理中丸。结胸，用黄连巴豆灸法，得解。心下痞硬，宜旋覆代赭汤。若外尚未解，胸满胁痛者，宜小柴胡汤。雍曰：凡用仲景药，皆当准此为式。盖今古不同，病人血气不能胜药力，医工不能精于诊视，非古人比，故用药可不及，不可太过。如脉浮者，尤宜从朱氏用发表药，表证罢，以结胸药治之。

【校注】

① 杜壬：人名，宋代医学家，著有《杜壬医准》一卷。

② 悉具：全部出现。

心下痞二十五条

仲景曰：病发于阴，而反下之，因作痞也。庞氏曰：发热恶寒，为发于阳，误下则为结胸。无热恶寒，为发于阴，误下则为痞。朱氏曰：伤寒本无痞，因身冷，医反下之，遂成痞，枳实理中丸最良。

又曰：心下满而痛者，为结胸；但满而不痛，名为痞，宜半夏泻心汤。朱氏曰：此汤药盖本理中，又参黄芩汤也。审知是痞，先用桔梗枳壳汤尤妙。缘桔梗枳壳行气下膈，故先之。庞氏曰：设使下后，津液入里，胃虚上逆，寒结在心下，故宜用辛甘发散之。今用半夏以下气，用苦以去湿，兼通心气，又甘草力大，使干姜、黄连不能相恶，此用半夏泻心汤之意也。

又曰：脉浮而紧，而复下之，紧反入里，则作痞。按之自濡，但气痞耳。常氏云：可小陷胸汤、生姜泻心汤。雍曰：宜半夏泻心汤。

又曰：心下痞，按之濡，其脉关上浮者，大黄黄连泻心汤主之。庞氏曰：寒湿迫心气不行，欲作热也。朱氏曰：结胸与痞，关脉皆须沉。若关浮，则热结，故以三黄泻心也。

又曰：心下痞，而复恶寒汗出者，附子泻心汤主之。大黄黄连泻心汤内加附子。

又曰：本以下之，故心下痞，与泻心汤，痞不解，其人渴而口燥烦，小便不利者，五苓散主之。一云：忍之一日乃愈。

又曰：伤寒汗出解之后，胃中不和，心下痞硬，干噫食臭，胁下有水气，腹中雷鸣下利者，生姜泻心汤主之。庞氏云：胃中不和，为少阳本气所制，故用生姜之辛味也。本字当作木字。

又曰：伤寒中风，医反下之，其人下利，日数十行，谷不化，腹中雷鸣，心下痞而满，干呕，心烦不得安。医见心下痞，谓病不尽，复下之，其痞益甚。此非结热，但以胃中虚，客气上逆，故使也，甘草泻心汤主之。庞氏云：胃虚，故加甘味。

又曰：伤寒服汤药，下利不止，心下痞硬。服泻心汤已，复以他药下之，利不止，医以理中与之，利益甚。理中者，理中焦，此利在下焦，赤石脂禹余粮汤主之。复利不止，当利其小便。庞氏云：五苓散主之。

又曰：伤寒大下后，复发汗，心下痞，恶寒者，表未解也。不可攻痞，当先解表，表解乃可攻痞。解表宜桂枝汤，攻痞宜大黄黄连泻心汤。庞氏曰：前加附子，是汗出多而恶寒，表将解而里结未除也。此证是发汗无汗而恶寒，故先须解表也。朱氏曰：结胸与痞，表未解者，不可攻也。

又曰：伤寒发热，汗出不解，心下痞硬，呕吐而下利者，大柴胡汤主之。庞氏云：汗出呕吐下利，是胃中津液燥，里有结实，非胃虚也，故大柴胡汤下之。

又曰：伤寒发汗，若吐，若下，解后，心下痞硬，噫气不除者，旋覆代赭石汤主之。朱氏曰：有旋覆代赭汤证，其人或咳逆气虚，先服四逆汤，胃寒先服理中丸，次服此汤良。

又曰：太阳病，外证未除，而数下之，遂协热而利，利下不止，心下痞硬，表里不解者，桂枝人参汤主之。

又曰：伤寒吐下后，发汗，虚烦，脉甚微，八九日心下痞硬，胁下痛，气上冲咽喉，眩冒，经脉动惕者，久而成痿。常氏云：可服茯苓甘草白术生姜汤、振痿汤。此汤未见方，恐是误写。

又曰：太阳中风，下利呕逆，表解者，乃可攻之。其人漐漐汗出，发作有时，头痛，心下痞硬满，引胁下痛，干呕短气，汗出不恶寒者，此表解里未和也，十枣汤主之。朱氏曰：此汤尤难用，须是表证罢，身凉不恶寒者，乃可用。若表未解者，切不可用也。雍曰：十枣汤乃攻里大峻药也，非和里[①]药也。设或误用，杀人过于承气。常氏言：此证传写之误，故朱氏亦畏而戒之，宜代用槟榔散。

又曰：太阳病，医发汗，遂发热恶寒。因复下之，心下痞，表里俱虚，阴阳气并竭，无阳则阴独。复加烧针，因胸烦，面色青黄，肤瞤者，难治；今色微黄，手足温者，易愈。常氏云：痞者，可生姜泻心汤。发热恶寒，可小柴胡汤。火逆，可桂枝去芍药加蜀漆牡蛎龙骨救逆汤。

又曰：病如桂枝证，头不痛，项不强，寸脉微浮，胸中痞硬，气上冲咽喉不得息者，此为胸有寒也。当吐之，宜瓜蒂散。

又曰：太阳少阳并病，心下硬，颈项强而眩者，当刺大椎、肺俞、肝俞，慎勿下之。雍曰：其详见并病中。

又曰：太阳病，寸缓，关浮，尺弱，其人发热汗出，复恶寒，不呕吐，但心下痞者，此以医下之也。常氏云：可生姜、半夏二泻心汤。雍曰：此证汗出，发热恶寒，表证不罢，宜先服柴胡桂枝汤，次服枳实理中丸。

又曰：太阴之为病，腹满而吐，食不下，自利益甚，时腹自痛。若下之，必心下结硬。常氏云：可增损理中丸、桂枝加芍药汤。

又曰：阳明病，心下硬满者，不可攻之。攻之，遂利不止者死。常氏云：可半夏泻心汤也。已攻而利者，四逆汤。

又曰：脉双弦而迟者，必心下硬，脉大而紧者，阳中有阴也，可下之，宜大承气汤。

《活人书》曰：已痞，服泻心汤不愈，然后可用陷胸汤下之。

又曰：外证未解，而心下妨[2]闷者，非痞也，谓之支结[3]，柴胡桂枝汤主之。胁胸满微结，小柴胡加干姜牡蛎汤主之。

王仲弓曰：生姜泻心、半夏泻心二汤和平，宜常用之。

【校注】

① 和里：人卫本作“和表”。

② 妨：阻碍。

③ 支结：患者自觉心下有物支撑结聚的症状。

卷十四

阳毒五条

雍曰：伤寒阴阳二毒，最为疾势重者，张仲景有升麻、甘草二汤，今竟不见于仲景书中，惟《脉经》载其论证二篇，《千金方》中略言之。今二汤用药加减，与仲景异同，《金匮要略》复合为一，曰阴毒阳毒，升麻鳖甲汤主之。前后诸方书，皆无是说。然二疾，冰炭也，用药正相反。诸书之间，虽有升麻、甘草二汤，方味皆同，又与《要略》异，以此不能无疑。惟《活人书》二方用药不同，最为当理，第不见《活人书》升麻汤所出方书，想朱氏必有所据。今从《活人书》用二药。士弱曰：二方载《外台秘要》，云出《古今录验方》。

王叔和《脉经》曰：阳毒为病，身重，腰背痛，烦闷不安，狂言，或走，或见鬼，或吐[①]下利，其脉浮动大数，面赤斑斑如锦文，咽喉痛，吐脓血，五日可治，至七日不可治。有伤寒二三日[②]，便成阳毒；或服药，吐下后，变成阳毒，升麻汤主之。庞氏云：又宜葛根龙胆汤。雍曰：此疾常有之，不知治，多大吐，下血而死。虽用助阴去热药，亦须有解毒在其中，则可用。

《活人书》曰：阳毒病，阳气独盛，阴气暴绝，必发躁，狂走妄言，面赤斑斑如锦文，咽痛，或下利赤黄，脉洪实滑促，宜用酸苦之药，令阴气复，而大汗解矣。葶苈苦酒汤、升麻汤、大黄散、栀子仁汤、黑奴丸，可选而用之。雍曰：表里皆大热证者，宜黑奴丸。审知热在里不在表，以朴硝、大黄、桃仁药下之，其物则多服升麻也。盖阳毒之作甚暴，非阴毒比。［下原文缺］[3]雷时强人，［下原文缺］ 及小儿，便宜用升麻汤预防其毒。

又曰：近人治伤寒，脉洪大，内外结热，舌卷焦黑，鼻中如烟煤者，则以水渍布薄之，叠布数重，新水渍之，稍挨[4]去水，搭于胸上。须臾蒸热，又渍令冷，如前薄之。乃换新水，日数十易。热甚者，置病人于水中，热势才退，即已，亦良法也。

雍曰：置人水中之法，势甚不得已，虽可用，亦难用，须内热少衰，势未解则可。不然，水迫外热，并归于内，则不可支也。大抵阳虚狂躁，与伤寒下证不同。下证只坐卧不安，阳毒则必欲起走，且有力，人不能制，虽见江河，亦入也。亦有偶然得解者，非常道也。雍曰：岭南治热瘴，取蚯蚓研烂，新冷水渍，取清汁饮之，此未试也。盖说言獭肝治热不治冷，余尝苦病后潮热，以冷水调少许末服之则止，然未尝用治大热也，漫书之以备用。

【校注】

① 吐：《脉经》作“吐血”。

② 二三日：《脉经》作“一二日”。日，原作“月”，据《脉经》改。

③ ［下原文缺］：原文缺字。

④ 挨：《活人书》作“捩”当从。捩，（liè 列），挤压、揉搓。

阴毒七条

叔和《脉经》曰：阴毒为病，身重背强，腹中绞痛，咽喉不利，毒气攻心，心下坚强，短气不得息，呕逆，唇青面黑，四肢厥冷，其脉沉细紧数，身如被杖，五六日可治，至七日不可治也。或伤寒病一二日，便结成阴毒，或服药六七日以上，至十日，变成阴毒，甘草汤主之。雍曰：《要略》有咽喉痛字，《千金》二毒并同《脉经》。《金匮要略》阳毒之为病，面赤斑斑如锦文，咽喉痛，吐脓血。阴毒之为病，面目青，身痛如被杖，咽喉痛。此与《脉经》证同语异，第语简而易明，故重录之。

庞氏曰：阴毒之为病，因汗下药性冷所变，多在四五日也；或素表[①]阳气虚冷，始得病便成阴毒；或始因伤寒冷物，便成阴毒。服甘草汤，仍作返阴丹。喘促吐逆者，入口便定。服药三五服不退，便于脐下一寸半灸之，大炷百壮，未愈，可至二百壮。若手足极冷，小便涩，小腹痛，囊缩，即须于脐下四寸，如前灸之，仍用当归四逆加吴茱萸汤同返阴丹，频频与服，内外逼逐，亦可解，稍缓则死矣。其阴毒气结在小腹，故小便涩，切不可用利小便药。有以炒盐及热药熨脐下者，其冷气在少腹之间，被热物所熨，无处通出，即冲上奔心，其死尤速也。当须预服温剂，然后熨之，非不当熨也。

又曰：阴毒，脉沉微欲绝，四肢逆冷，大躁而渴不止，宜服附子饮子，仍下硫黄丸，尤妙。

《活人书》曰：阴毒之为病，初得病，手足冷，背强咽痛，糜粥不下，毒气攻心，腹痛短气，四肢逆冷，呕吐不利，身如被打，宜服阴毒甘草汤、白术散、附子散、正阳散、肉桂散、返阳丹、返阴丹、天雄散、正元散、退阴散之类，可选用之。雍曰：升麻、甘草二汤，观其用药，性甚缓，然诸家必先用之者，以古人治阴阳二毒者，惟此二汤，故须用之，以去其毒势，而后辅之以他药也。

又曰：阴毒本因肾气虚寒，或因冷物伤脾，外伤风寒，内既伏阴。外又感寒，或先感外寒，而内伏阴。内外皆阴，则阳气不守，遂发头疼腰重。

又曰：阴毒伤寒，心间烦躁，四肢逆冷，白术散、返阴丹皆主之。雍曰：朱氏返阴丹，比之庞氏加附子、干姜、桂心为六物。其灸法，先灸脐下一寸间；若其人手足冷，少腹硬，即更于脐下两边各一寸，三处齐灸之，仍与四逆、返阴二药频服，方可解退；若加以小便不通，及阴囊缩入，少腹绞痛欲死者，更于脐下二寸石门穴火灸之，仍可服二药，切不可与寻常利小便药也。

雍曰：从兄盛年恃健，不善摄生，因极饮冷酒食，内外有所感。初得疾，即便身凉自利，手足厥，额上冷汗不止，遍身痛，呻吟不绝，偃卧不能转侧，心神俱无，昏愦恍惚，呼医视之，治不效。予言兄曰：此疾证甚重，而病人甚静，又觉昏愦，身重不能起，自汗自利，四肢厥，此阴病无疑也。又遍身痛，不知处所，出则身如被杖，阴毒证也，安得不急治？医者之言，缪误不可听。乃急令服四逆汤，灸关元及三阴交。未知，加服九炼金液丹，利、厥、汗皆少止。稍缓药、艾，则诸证复出，再救急治。如此进退者三，比三日两夜，灸十余壮，服金液六十余粒，四逆汤一二斗，方能住火灸、汤药。阳气虽复，而汗不出，证复如太阳证，未敢服药，以待汗。二三日后，大烦躁饮水，次则谵语，斑出热甚，无可奈何，复与调胃承气汤，得利，大汗而解。阴阳反复有如此者！前言烦躁不可投凉药，此则可下证具，非止小烦躁而已，故不可同也。

【校注】

① 表：《伤寒总病论》作“来”。

发斑十三条

论曰：发斑一证，缘仲景书遗逸不详见，故诸家之说无所统。大抵斑有数种，惟热毒入胃者当下之，非下斑也，下其胃中之毒也，而胃中之毒，由斑而后见也。若皮间暴作瘾疹，无他里热证者，不可下，当服平凉去风解肌药，及以摩膏治之。若在春末及夏，不宜火灸及重覆，随其浅深，略分内外，不可一切用药，亦表虚不可发汗也。

《千金方》载华元化之言曰：伤寒热毒之气，五日在腹，六日入胃，乃可下也。若热毒在外，未入于胃，而先下之者，其热乘虚入胃，则烂胃也。然热入胃，要须下去之，不可留于胃中。胃若实，其热为病，三死一生。胃虚热入，烂胃也。其热微者，赤斑出，此候五死一生。剧者，黑斑出，此候十死一生。《千金》又曰：病者过日，不以时下，则热不得泄，亦烂胃斑出。雍曰：发斑有下之太早者，有失下者。故王仲弓谓：下早热入胃者，斑出；下之迟，失下之，亦斑出。

《活人书》曰：发斑有两证，温毒、热病，皆有斑也。温毒发斑者，冬时触冒寒毒，至春始发，病初在表，或已发汗、吐、下，而表证未罢，毒气未散，故发斑，黑膏主之。又冬月温暖，人感乖戾之气，冬未即病，至春或被积寒所折，毒气不得泄，至天气暄热，温毒始发，则肌肉斑烂，瘾疹如锦文，内攻心闷，但呕清汁，葛根橘皮汤主之。雍详发斑，有阳毒、温毒、热病。热病，即今之伤寒也。温毒发斑于三日之内，毒气在表时即出，以此验其温毒，非热病也。盖其毒久郁而发，病不在里，故不可下，必随表证治之，当用药解肌热，麻黄、桂枝皆不可用也。如三日毒不解，其病入里，则同伤寒治之。

又曰：热病发斑与时气同。或未发汗，或已经汗下，而热毒不散，表虚里实，热毒乘虚出于皮肤，所以发斑。雍曰：此证是温毒发斑也，与伤寒发斑不同。盖温毒之毒本在里，久为积寒所折，腠理闭塞不得出，及天气暄热，腠理开疏，乃因表虚郁发为斑。是时在里之毒发在表，故可解肌而不可下也。伤寒之毒，初亦在里，久不能出，及春再感温气，腠理方开，随虚而出于表，遂见表证，而未成斑也。医者昧于表里之证，下之太早，时内无毒气可下，所损皆胃之真气，真气既损，则胃为之虚矣。邪毒者乘虚而出，乘虚而入者，以先损之虚胃，而当复入之今毒，力必不胜，而胃将烂，是以其华见于表，而为斑。则伤寒之毒，初蕴于里，出而之表耳。既见于里，又见于表，是毒气往来者再矣。诸经者，血脉之道路也。今邪毒往来于道路，而营卫气血不通，其人可久乎？此其所以不通也。然温毒之斑，惟感于动而发，从而散之，则去矣。伤寒之毒，已发而复遏之，又虚而复客之，即入于胃，如升堂入室，不复可逐，必使下泄于肠胃则可出，故必下之，所以救胃烂也。元化曰：要须下去之，不可留于胃中是也。故温毒之斑，郁发之毒也；伤寒之斑，烂胃之证也。发则可去，烂则不可生，是以言五死一生、十死一生也。其烂如何？曰：毒热焚于内，则胃为疮烂矣。

又曰：大抵发斑不可用发表药，盖表虚里实，若发汗重令开泄，更增斑烂也。玄参升麻汤、大青四物汤、猪胆鸡子汤，可选用之。雍曰：温毒发斑，感在表，惟可解肌，不可发汗。伤寒发斑，毒气在胃，当下不当汗也。故皆腹痛，眼睛疼，身体倦急，四肢逆冷，额上、手背冷汗不止，或多烦渴，精神恍惚，如有所失，二三日间，或可起行，不甚觉重，诊之则六脉沉细而疾，尺部短小，寸口脉或大。若误服凉药，则渴转甚，烦躁急。有此病证者，便须急服辛热之药，一日或二日便安。

又曰：若阴毒渐深，其候沉重，四肢逆冷，腹痛[1]转甚，或咽喉不利，心下胀满结硬，躁渴，虚汗出不止，或时郑声，指甲面色青黑[2]，六脉细沉而疾，一息七至以上。有此证者，速于气海及关元二穴，灸二三百壮，以手足和暖[3]为效，仍兼服诸丹散，内外逼逐，令阳气复而大汗解矣。若阴毒盛而阳气暴绝，则为阴毒，阳毒盛而阴暴绝，则为阳毒。大抵离绝阴阳，非大汗不能复其正气也。

又曰：若阴毒已深，疾势困重，六脉附骨，取之方有，按之则无，一息十至以上，或不可数，至此则药饵难为功。但于脐中用葱熨法，或灼艾三五百壮。如手足不温，不可治也。如手足温，更服药以助之。若阴气散，阳气来，则渐减热药调治之。阳气乍复，往往却烦躁，切不可投凉药，烦躁甚者，再与返阴丹则定也。

又曰：六脉俱浮大，或沉取之而不甚疾者，非阴证也。大抵阳毒伤寒，其脉多弦而洪数；阴毒伤寒，其脉沉细而弦疾。

又曰：阳盛则身热而无汗，阴盛则身冷而有汗。岐伯曰：阳盛则身热，腠理闭，喘粗为之俯仰，汗不出而热；阴胜则身寒汗出，身常清，数慄而寒，寒而厥，不可用发表药。雍曰：发斑一证，以仲景不言，故诸书少至当之论。既不分温毒伤寒，在表在里不同，又不别发斑、瘾疹诸疮之异，虽朱氏亦然。《活人书》曰：斑疮瘾疹如锦文，俗名麸疮，《素问》谓之疹。此亦发斑、瘾疹、麸疮三病为一证也。雍详发斑，未尝成疮也。伤寒之斑，初如朱砂细点，又如狗蚤啮痕，初甚稀有，渐加稠密是也。瘾疹略如风尸，亦有赤白二种，赤者如锦文也，不如风尸之高起，渐隐而起相连续，初多起臂腿，次满腹背，皆成锦花者是也。温毒之斑，略类赤色瘾疹，又不与伤寒斑同。至俗名麸疮者，乃是阳毒诸疮之类，与斑、疹二者不同。古有阳毒疮者，即本俗名豆疮、麻子疮、水铃、麸疮，皆是也，皆因形名之。每有轻重，惟豆疮为至重，其他若误服凉药，亦皆能杀人。又有暴发锦文瘾疹者，初无伤寒证，但前一日二日减食，情思不佳，次必臂腿瘙痒，搔之随手锦文出，丹毒治之，涂赤小豆鸡子清甚佳。胸中余毒不去，则胸中烦闷，不入食，二三日，服解毒药，去毒尽乃安，石南汤、元参升麻汤正解此毒。诸家论斑毒疮疹皆为一类，故此略辨之，其详自有阳毒、斑疮论，并在小儿伤寒部中。

问曰：仲景不言斑者，何也？庞氏曰：古方虽有治方，而法不详备，疑当时热毒未甚，鲜有死者。雍曰：非也，其论亡逸也。如阴阳二毒，本论皆无，考之《千金》，则知尝有而今亡矣，亦犹是也。又仲景自治伤寒，必不至出斑，盖伤寒之斑非本证，皆医者之所为。仲景不可下则不下，可下则下，必不至于下之早，亦必不至于失下，何缘有斑出？阳明证中多言急下之者是也，亦恐伤寒为庸医所误，则斑出，故不得不论耳。医者苟能工于汗下证，则结胸，痞气、发斑、发黄，皆不应有，可不审哉。

问曰：诸证发斑，何药以解之？孙真人曰：凡除热解毒，无过苦酢[④]之物，故多用苦参、青葙、艾、栀子、葶苈、苦酒、乌梅之属，是其要也。热盛非苦酢之物不解。热在身中，既不时治，治之又不用苦酢之药，如此，救火不以水也。今诸疗治，多用甘辛，姜、桂、人参之类，此皆贵价不常有，比行求之，转以失时。而苦参、青葙、葶苈、艾之属，所在尽有，除热解毒最良。得病内热者，不必按药决也，便以青葙、苦参、艾、苦酒疗之，但稍与，促其间，无不解也。雍曰：此论不暇寻求所在可得之药，其他则如《千金》《活人书》。庞氏论中，药与证相对者皆可用，前已载之矣。

问曰：斑出必欲下，何药为宜？ 雍曰：三者之病，阳毒最为重，其斑为证自有之，治从本方。 温毒内外热盛，不能偏表偏里，须两解之，以去内外热，宜白虎加人参汤、化斑汤；若内外热太甚者，依阳毒治之。 常时伤寒误下、失下，致斑出者，其毒已入胃，审其无表证，有下证，宜用调胃承气汤，以除胃中热，盖此斑非独表证也。

雍论曰：仲景本论不见斑证，惟《千金方》载华佗之说最为至当，而近时医家多不见取，故其论不分毒在表里，仍并疮疹混为一说，设误汗下，宁不害人。 惟庞氏、朱氏善究根源，持论亦如此。 若不用华言[5]，则无用调胃承气之理。 雍曰：睹其效验，故主其说，然已经孙真人手，复何疑哉？

【校注】

① 腹痛：原作"脘腹"据《活人书》改。

② 指甲面色青黑：原作"指甲面青色黑"，据《活人书》改。

③ 暖：原作"缓"，据《活人书》改。

④ 酢（cù 醋）：同"醋"。

⑤ 华言：指华佗之说。

发黄三十条

仲景曰：脉浮而动数，医反下之，动数变迟，阳气内陷，心下因硬，则为结胸。 若不结胸，但头汗出，余处无汗，剂颈而还，小便不利，身必发黄。 常氏云：发黄者，与茵陈煎浓汁，调五苓散亦可。 雍曰：凡黄皆用二药，重者茵陈蒿汤，轻者五苓散。

又曰：伤寒脉浮而缓，手足自温者，是为系在太阴。太阴者，身当发黄，若小便自利者，不能发黄，治在阳明证中。

又曰：阳明病，无汗，小便不利，心中懊憹者，身必发黄。

又曰：阳明病，被火，额上微汗出，而小便不利者，必发黄。常氏云：可与茵陈汤、五苓散。

又曰：阳明病，发热汗出者，此为热越，不能发黄；但头汗出，身无汗，剂颈而还，小便不利，渴饮水浆者，此为瘀热在里，身必发黄，宜下之，茵陈汤主之。

又曰：伤寒六七日，身黄如橘子色，小便不利，腹微满者，茵陈汤主之。

又曰：伤寒身黄发热，栀子柏皮汤主之。

又曰：伤寒瘀热在里，身必发黄，麻黄连翘赤小豆汤主之。

又曰：伤寒发汗已，身目为黄，所以然者，以寒湿在里故也。以为不可下也，于寒湿中求之。常氏云：可五苓散。

又曰：伤寒头痛，翕翕发热，形象中风，下之益烦心；发汗则致痓；熏之则发黄。雍曰：治在不可汗证中，发黄则茵陈蒿汤也。

又曰：阳明病，脉迟，食难用饱，饱则微烦头眩，必小便难，此欲作谷疸。虽下之，腹满如故，所以然者，脉迟故也。常氏云：可茯苓汤、五苓散。雍曰：宜《千金方》谷疸丸。

又曰：太阳中风，以火劫发汗，两阳相熏灼，其身发黄。阳盛则欲衄，阴虚则小便难，阴阳俱虚竭，身体则枯燥，但头汗出，剂颈而还，小便利者，其人可治。雍曰：治法在不可火证中。身黄者，茵陈汤；小便难者，五苓散。

又曰：寸口脉阳浮而阴濡弱，阳浮则为风，阴濡弱为少血。浮虚受风，少血发热。医以火熏熨令汗出，恶寒遂甚。客热因火而发，身因为黄，小便难，鼻中出血。复下之，热瘀在膀胱，蓄结成积聚，状如豘[①]肝，当下不下，心乱狂走赴水，蓄血若去，目明心了。此皆医所为，轻者得愈，剧者不治。雍曰：详治在不可火证中，先下积血，次身黄，小便难，治如前证。

又曰：阳明中风，脉弦浮大而短气，腹都满，胁下及心痛，久按之气不通，鼻干，不得汗，嗜卧，一身及面目悉黄，小便难。雍曰：治在阳明证中。身目黄，茵陈蒿汤；小便难者，五苓散。

又曰：伤寒发热，口中勃勃气出，头痛目黄，衄不可制。雍曰：治在不可下证中，目黄如前法治。

又曰：得病六七日，脉迟浮弱，恶风寒，手足温，医二三下之，不能食而胁下满痛，面目及身黄，颈项强，小便难。雍曰：治在吐下后证中。身黄、小便难，治如前法。

《千金方》曰：诸病黄疸，宜利其小便。假令脉浮，当以汗解，宜桂枝黄芪汤。

又曰：伤寒热出表，发黄疸，麻黄醇酒汤。冬用宜酒，春用宜水。

又曰：治黄疸，鼻中取黄汁，宜瓜蒂、赤小豆、秫米末，名[②]瓜丁散。

又曰：时行病，急黄，并瘴疠、疫气、瘖[③]疟，宜茵陈丸。余见《千金》十卷　今《千金》三十四卷。

巢氏曰：伤寒阳明病，无汗，小便不利，心中懊憹，必发黄。被火，额上微汗出而小便不利，亦发黄。其人黄如橘色，或如桃枝色，腹微满，此由寒湿气不散，瘀热在脾胃也。又时气发黄候曰：湿气盛，蓄于脾胃，脾胃有湿，则新谷郁蒸，不能消化，大小便结涩，故发黄。又温病候曰：发汗不解，温毒气瘀结在内，小便为之不利，故发黄。雍曰：巢氏所论，即仲景阳明懊憹、被火二证，及寒湿一证而已，亦甚略也，言简多不尽意。大抵瘀热在里不解，必为黄，热在膀胱，亦为黄也。桃枝色者，孙真人云：久则变作桃皮色也。

又巢氏黄病论曰：黄病一身尽痛，发热，面色深黄，七八日后，热结在里，有血当下，如豚肝状，庞氏云：有血，抵当汤；狂者，血下必自愈。其人少腹满急。若眼睛涩痛，鼻骨疼，两膊及项强，腰背急，则是黄候。大便涩，但得小便利，则不虑死矣。不用大便多，多则心腹胀不住，此由寒湿在里，则热蓄于脾胃，腠理不开，瘀热与宿谷相搏，郁蒸不得消散，则大小便不通，故身体面背[④]变黄色。凡黄候，其寸口近掌无脉，鼻口气冷，并死不治。

《活人书》曰：病人寒湿在里不散，热蓄于脾胃，腠理不开，瘀热与宿谷相搏，郁蒸不消化，故发黄。此皆巢氏之言，惟改一表里字。

又曰：发黄与瘀血，外证及脉俱相似，但小便不利为黄，小便自利为瘀血。要之发黄之人，心脾蕴积，发热引饮，脉必浮滑而紧数；若瘀血证，发狂，大便必黑，此为异耳。凡病人身体发热，头面汗出，身无汗，剂颈而止，渴引水浆，小便不利，如此必发黄，茵陈蒿汤、五苓散加茵陈主之。

又曰：茵陈蒿汤十分，五苓散五分，二药拌匀，每服三钱，温酒调服，日三服。即以茵陈蒿汤调五苓散服之最良。病人服汤，得小便利，如皂角色赤，一宿腹减，则黄从小便中出也。栀子柏皮汤、麻黄连翘赤小豆汤皆可选用。

又曰：伤寒欲发黄者，急用瓜蒂末，口含水，搐一字许入鼻中，出黄水，甚验。

又曰：太阳病，一身尽痛，发热，身如熏黄者，何也？太阳中湿也。雍曰：宜五苓散。太阳下，宜有一病字。中湿，原本是温字。

又曰：白虎证与发黄相近。遍身汗出，此为热越，白虎证也。头面汗出，颈以下都无汗，发黄证也。雍曰：白虎证遍身汗出，安能发黄，故仲景言阳明热越，不得发黄也。

雍曰：巢氏黄病一论，未为该通，而诸家伤寒论中多从之。夫致黄之由非一，或误下、或火熏，皆能成黄，非止寒热、谷气而已。大抵寒邪中人，久不能去，变为热毒，假春风发动表为可出之时，既动则不可复回，而腠理不开，无由作汗而出，郁而在里，终不能散，淫邪泮衍，血脉传流。其毒之重者，遇血相搏不能胜，为之变结，或如豚肝、或如墨色，此为邪气所败之血也，无以泄其邪，则血枯而人死。其轻者，鼓血而上，随衄可出。涩者，因促滑气而下，随溺可去。既不能与血相搏，又不能开腠理而生汗，上不可出，下不可去，乃散于毛窍之际，已失所舍，而无可定止，进退不能，郁为至黄之色，以待汗与溺而后通。此毒非不欲出也，犹人之行及门而无路也。医者疏通其道而指示之，不为汗，则为溺，未有不去之理。然毒在腠理之内，与正气争持，正邪相窒，毛孔亦不可开，是以不能作汗，必从开窍利小便而出。此所以毒气在里不能出者，必成黄、血二证，虽轻重上下不同，其理一也。有可汗而出者乎？曰：脉浮甚者，其表必疏，可汗而出之也。

庞氏曰：孙真人云：凡遇天行热病，多内热发黄，但用瓜丁散内[⑤]鼻中，黄水出乃愈。即后不复病患黄矣，常须谨候病人，四肢身面，微似有黄气，即速行瓜丁散，不可令散漫，失候必大危矣。特忌酒、面、色欲，犯者不治。瓜丁、细辛，含水搐一字许。《千金方》三味，不同。

【校注】

① 独：同豚。《释文》：独子，本又作豚。

② 名：原作“石”，据豫医双璧本改。

③ 痞（jiē 秸）：隔日发作的疟疾。《正字通》（痞）同“痎”。

④ 面背：《诸病源候论》作“面目皆”，当从。

⑤ 内：“纳”的古字。

卷十五

瘀血圊血[1]便血十一条

仲景曰：太阳病不解，热结膀胱，其人如狂，血自下，下者愈。其外不解者，尚未可攻，当先解其外，属桂枝汤。外解已，血未下，但少腹急结者，乃可攻之，宜桃核承气汤。雍曰：小便不利，不可攻也。

又曰：太阳病六七日，表证仍在，脉微而沉，反不结胸，其人发狂者，以热在下焦，小腹当硬满，而小便自利者，下血乃愈。所以然者，以太阳随经，瘀热在里故也。宜下之，以抵当汤主之。

又曰：太阳病，身黄，脉沉结，小腹硬满，小便不利者，为无血也。小便自利，其人如狂者，血证谛也，抵当汤主之。常氏云：小便不利，无血者，与五苓散。

又曰：伤寒有热，小腹满，应小便不利，今反利者，为有血也。当下之，不可余药，宜抵当丸。

又曰：阳明证，其人喜忘者，必有蓄血。所以然者，本有久瘀血，故令喜忘。屎虽硬，大便反易，其色必黑者，宜抵当汤下之。

又曰：病人无表里证，发热七八日，虽脉浮数者，可下之。假令已下，脉数不解，合热则消谷善饥，至六七日不大便者，有瘀血，宜抵当汤。《脉经》云：若脉数不解，而下不止，必协热而便脓血也。

又曰：少阴病八九日，一身手足尽热者，此热在膀胱，必便血也。常氏曰：宜用桃核承气汤、芍药地黄汤。雍曰：宜先犀角地黄汤。

又曰：伤寒热少厥微，指头寒，默默不欲食，烦躁。数日，小便利，色白者，此热除也。欲得食，其病可愈。若厥而呕，胸胁烦满者，其后必便血。常氏云：便血者，可黄芩汤。雍曰：热已除者，畏黄芩。

又曰：淋家不可发汗，发汗必便血。常氏云：可柏皮汤。

又曰：太阳病，以火熏之，不得汗，其人必躁，到经不解，必圊血也。

雍曰：凡病各有轻重，治病用药亦有轻重。且如瘀血一证，用抵当汤，依法如此，不可易也。若其血证轻，或治之早者，亦不须用，只服犀角地黄汤；血证稍重，及治之差迟者，则用桃核承气汤；其重及治之迟者，方用抵当汤、丸。抵当汤、丸，是十分之药，轻病不宜用也。用他药仿此。

【校注】

① 圊血：即便血。

衄血吐血十条

仲景曰：太阳病，脉浮紧，发热身无汗，自衄者愈。

又曰：伤寒，脉浮紧，不发汗，因致衄者，麻黄汤主之。雍曰：麻黄汤发其汗，则热越而出，其衄必轻。怡云子云：若依时发汗，则不衄矣。脉浮紧，当用麻黄汤发汗，非致衄后用也，衄则愈矣。

又曰：太阳病，脉浮紧，无汗，发热，身疼痛，八九日不解，表证仍在，此当发其汗。服药已，微除，其人发烦目瞑，剧者必衄，衄乃解。所以然者，阳气重故也，麻黄汤主之。

又曰：伤寒不大便六七日，头痛有热者，与承气汤。其小便清者，知不在里，仍在表也，当须发汗。若头痛者，必衄，宜桂枝汤。常氏云：疑字误也。设须发汗，当用麻黄汤。不然，用桂枝麻黄各半汤，取其小汗出而已。雍曰：此证不言有汗无汗，故后人用药有疑，然反复详读，似无可疑者。衄家固当用麻黄汤，仲景以病仍在表，虽当发汗，而里证不大便六七日，既不敢用承气攻里，亦不敢用麻黄大发汗，故止用桂枝逐表邪，表解若见里证，待其可下，复用承气攻之也。此不用麻黄之意。若头痛者[①]必衄六字，是此证中一小变证。仲景不言治衄法，盖此证其初里证似重，故仲景初欲与承气汤。后言仍在表者，是表证亦轻也。表轻则衄，衄则表当解，不必用药，虽桂枝亦不当服。当移“宜桂枝汤”四字于“当须发汗”之下，看则意亦明矣。

又曰：阳明病，口鼻燥，但欲漱[②]水不欲咽者，此必衄。常氏云：宜黄芩芍药汤。

又曰：脉浮发热，口干鼻燥，能食者则衄。常氏曰：可黄芩汤。

又曰：动气在右，不可发汗，发汗则衄而渴，心苦烦，饮则吐水。雍曰：此有衄、渴、吐水三证，故庞氏先五苓散以止渴，次用竹叶汤以止烦，烦止则衄退矣。

问曰：仲景言衄家不可发汗，亡血家不可发汗，此皆用麻黄汤，何也？雍曰：王仲弓言：久衄之家，既已亡血，故不可汗。今缘失发其汗致衄，当分其津液乃愈。此论固已当。又庞氏之言为甚明，其言曰：脉浮紧无汗，服汤未中病，其人发烦目瞑，剧者必衄。小衄而脉尚浮者，宜麻黄汤；衄已脉微者，不可再行也。此分有汗、无汗，麻黄、桂枝，脉浮、脉微最为当理。以是论之，则小衄者，有发汗分津液之理；大衄者，病必自解，当听之。惟虑其衄不肯止，则依《活人书》以药止之。若小衄发汗无汗，则反成大衄也。

仲景曰：少阴病，但厥无汗，而强发之，必动其血，未知从何道出，或从口鼻，或从目出者，是名下厥上竭[3]，为难治。雍曰：常氏用芍药地黄汤，以治上竭，而不治下厥。雍谓下不厥，则上不竭，必先以当归四逆汤治下厥，仍灸太溪穴、三阴交、涌泉穴，以止少阴之厥。或三阴交难取，则太溪、涌泉尤奇。

又曰：咽喉闭塞，不可发汗。发汗则吐血，气微绝，手足厥冷，欲得踡卧，不能自温。庞氏曰：干姜甘草汤主之。常氏曰：咽中闭塞，可小柴胡汤发汗。吐衄者，柏叶艾叶汤。气微、厥逆、踡卧者，当归四逆汤。雍曰：亦宜灸三阴交、涌泉穴，以止厥逆踡卧，切勿服小柴胡汤。

【校注】

① 若头痛者："者"字原无，据本句语意增之。

② 漱：原作通"嗽"。据《伤寒论》改。

③ 下厥上竭：下厥指阳衰于下，上竭指阴竭于上。

伤寒[①]狐惑并匿病十条

《金匮要略》曰：狐惑之为病，状如伤寒。王叔和曰：其气如伤寒。《活人书》曰：名狐惑伤寒，默默欲瞑，目不得闭，卧起不安，蚀于喉为惑，蚀于阴为狐，不欲饮食，恶闻食臭，其面目乍赤、乍白、乍黑。《千金》同。《病源》曰：或因伤寒而变成此疾。

又曰：蚀于上部则声喝，一作嗄，《金匮》作声嗄。甘草泻心汤主之。《千金》同。

又曰：蚀于下部则咽干，苦参汤淹洗之。《千金》又曰：此由温毒气所为也。《病源》作湿毒者所为，误。

又曰：蚀于肛者，雄黄散熏之。《千金》同。外熏法，宜用《千金》也。

又曰：其人脉数，无热，微烦，默默但欲卧，汗出，初得之三四日，目赤如鸠眼，七八日，目四眥黑。叔和曰：黄黑，若能食者，脓已成也，赤小豆当归散主之。《千金》云：治狐惑，当用黄连熏草汤。叔和曰：病人或从呼吸上蚀其咽，或从下焦蚀其肛阴，蚀上为惑，蚀下为狐。狐惑，并用猪苓散主之。

《千金》曰：此由湿毒气。湿当作温。然湿所为者，狐惑正病也。

又曰：伤寒不发汗，变成狐惑。狐惑者，此自伤寒气而变也。

又曰：匿病与狐惑、百合、湿温之病，鬼魅皆相似，宜精察节气，其新故二气相搏，成此病也。

《活人书》曰：狐惑、伤寒与湿䘌，皆虫证，初得状如伤寒，或因伤寒成此疾。雍曰：狐惑与䘌，虽是两疾，治法不相远矣。

又曰：大抵伤寒病，腹内热，入食少，肠胃空虚，三虫行作求食，蚀人五脏及下部为䘌病。其候齿无色，舌上尽白，甚者唇黑有疮，四肢沉重，忽忽喜眠，虫蚀其肛，烂见五脏则死。当数看其上下唇，上唇有疮，虫蚀其脏，下唇有疮，虫食其肛也。杀人甚多，因下利而得。治䘌，桃仁汤、黄连犀角汤、雄黄锐散主之。雍曰：常见有舌上颚成疮，不止唇而已。《病源》作上唇内，下唇内为当。

雍曰：狐惑之䘌病，亦多有之。因医者既汗又吐，或又下，或利小便，亡津液太过，热毒内攻，脏腑枯焦，虫不得安，故上下求食。亦有不发汗，内热焦枯而成者。凡人之喉及阴肛常有，是皆比其他肌肉最津润处，故虫缘津润而食之。䘌病又不止因伤寒而成，多自下感之，因居湿地，下利不止，日久者必得。依朱氏服汤，用锐散。若在肛外可见，用芦荟龙胆涂之，尤妙。然必先汤内攻，而后淋洗外涂也。夏秋之交，小儿因下利感此疾尤多，当须淋洗肛外。频视之，见细红点初有十数，即急治之。稍迟则增多，经夕即十数倍，如仓卒不能辨，只先以芦荟加小豆以涂之。他药能杀虫而不能毒人者，亦可用。医工不识，误小儿甚多。若夫汤淹法屡验。

【校注】

① 伤寒：原无，据本书目录补。

伤寒[1]百合病十四条

《千金》论曰：百合病者，谓无经络，百脉一宗，悉致病也。皆因伤寒病、虚劳、大病以后不平复，变成斯疾。其状恶寒而呕者，病在上焦也，二十三日当愈；其状腹满微喘，大便坚，三四日一大便，时复小溏者，病在中焦也，六十三日当愈；其状小便淋漓难者，病在下焦也，三十三日当愈；各随其证以治之。雍曰：孙氏著论，皆见于古书，独此论中分三焦证，古无所见，岂其书亡乎？果分三焦，则各有所在，诸药可治，不应仲景曰诸药不能治，乃时用诸百合汤也。《千金》百合病余论，则皆见于《金匮》矣，惟此一论有异。

《金匮要略》论曰：百合病者，百脉一宗，悉致其病也。意欲食复不能食，常默默然，欲卧复不得卧，欲行复不能行，饮食或有美时，或有不用闻食臭时，如有寒实无寒，如有热实无热，口苦，小便赤。《千金》云：至朝口苦，小便赤涩。诸药不能治，得药则剧吐利，如有神灵所加者。百合之病，身形如和，其脉微数，其候于溺[2]时即觉头痛者，六十日乃愈；溺时头不痛，淅淅然寒者，四十日愈；若溺时觉快然，但头眩者，二十日愈。其证或未病而豫[3]见，或病四五日而出，或病二十日，或一月微见者。各随证治之。《千金》：或病一月二十日后见其证者，治之喜误也。雍曰：此论有言不甚明处，今皆以《千金》论中字足之。又如一月二十日后证方出，则一月二十日之前为治，安得不误？故《千金》论中治之喜误四字最为要切。论言其证者，谓溺时三证也。

叔和曰：百合之为病，其状若默默，欲卧复不得卧，或如强健人，欲出行而复不能行，意欲得食，复不能食，或有美时，或有不用闻饮食臭时，如寒无寒，如热无热，至朝口苦，小便赤黄，身形如和，其脉微数，百脉一宗悉病，各随证治之。

《金匮》又曰：百合病见于阴者，以阳法救之；见于阳者，以阴法救之。见阳攻阴，复发其汗，此为逆；见阴攻阳，乃复下之，此亦为逆。《千金》曰：百合病见在于阴，而攻其阳，则阴不得解也，复发其汗，为逆也。见在于阳，而攻其阴，则阳不得解也，复下之，其病不愈。雍曰：《金匮》之意，谓见阳当攻阴，若不攻阴，而发其汗，则为逆；见阴当攻阳，若不攻阳，而复下之，亦为逆。此为易明。《千金》言见阴攻阳，阴未解之间，不可复发汗，恐阳再受攻，故为逆；见阳攻阴，阳未解之间，不可复下之，恐阳再受攻，故为逆。其意难明。

又曰：治百合病，发汗后者，宜百合知母汤。《外台》云：发汗已，更发者；下之已，更发者；吐之已，更发者。

又曰：治百合病，下之后者，宜百合滑石代赭汤。

又曰：治百合病，吐之后者，宜百合鸡子汤。

又曰：治百合病，不经吐、下、发汗，病形如初者，宜百合地黄汤。

又曰：百合病，经月不解，变成渴者，宜百合洗方。

又曰：百合病，渴不差，宜栝蒌牡蛎散。

又曰：百合病，变发热者，宜百合滑石散。

《千金》曰：治百合病，变腹中满痛者，宜百合散。

雍曰：详《金匮》言发汗后、下之后、吐之后，皆有百合病也。而《千金方》言百合病已经发汗之后更发者，百合病已经下之后更发者，百合病已经吐之后更发者，其意谓百合本病。汗、下、吐之后而更发，非伤寒汗、下、吐之后，变成百合病也。反似百合病中治劳复之伤，而不见正行汗、下、吐百合病之药，于义未甚安，恐因数百年间，传录校正，误有增加，非孙氏之本文。故《活人书》只用《金匮》本文，不用《千金》增加更发等字。而庞氏直改其语云：治汗后百合病，治下后百合病，治吐后百合病，尤使人不疑也。

又论曰：仲景以药之百合治百合病者，与《神农经》主治不相当，自古莫能晓其义。是以孙真人言：伤寒杂病，自古有之，前古明贤，多所防御，至于仲景，时有神功，寻思旨趣，莫测其致，所以医人不能钻仰，此亦未能钻仰之一也。古人以孙真人之智犹如此，况乎后之来者。然百合须百合治之，智者不能知，则前所谓三焦者，既有所在，又三焦各有主对之药，按图可治，何难之有？不必须百合而后治，雍是以疑非孙氏之言。或因而见三焦之证，有如前所言，更不必问是百合非百合，皆以三焦药治之可也。然百合之为物，岂因治百合之病而后得名哉！或因是病须百合可治，因名曰百合乎？皆莫能测知也。然少时见先生言，以百合汤治一仆，病得愈。是时雍未甚留意，不解仔细。看证虽见其似寒似热，似饥似饱，欲行欲卧，如今百合之证，又自呼其姓名，有终夕不绝者，时至醒时问之，皆云不知，此证殊不可晓，岂所谓如有神灵所加者乎？恐人有如是证者，因笔于此后。此证又与《素问》所谓解（㑊）[4]者相类。

【校注】

① 伤寒：原无，据本书目录补。

② 溺：同“尿”。

③ 豫：同“预”。

④ 解（㑊）：古病名。出自《素问·平人气象论》。解，通懈；㑊通亦。指肌肉松弛不能束骨，泛指四肢懈怠无力，懒于行动的病证。多见于虚损、痨瘵、慢性消耗性疾病的恢复期。

伤寒劳复三十二条

《素问》曰：热病已愈，时有所遗者，何也？岐伯曰：诸遗者，热甚而强食之，故有所遗也。若此者，皆病已衰而热有所藏，因其谷气相搏，两热相合，故有所遗也。治遗奈何？曰：视其虚实，调其逆从，可使必已矣。

又曰：病热当奈何禁之？岐伯曰：病热少愈，食肉则复，多食则遗，此其禁也。

仲景曰：大病差后，劳复者，枳实栀子豉汤主之。

又曰：伤寒差已后，更发热，小柴胡汤主之。脉浮者，以汗解之；脉沉实 实一作紧，以下解之。常氏云：汗宜柴胡桂枝汤，下宜调胃承气汤。

又曰：大病差后，从腰以下有水气者，牡蛎泽泻散主之。

又曰：大病差后，喜唾，久不了了，胸上有寒，以丸药温之，宜理中丸。

又曰：伤寒解后，虚羸少气，气逆欲吐，竹叶石膏汤主之。

又曰：病人脉已解 脉一作热，而日暮微烦，以病新差，人强与谷，脾胃气尚弱，不能消谷，故令微烦，损谷则愈。

华元化曰：时病差后，酒、肉、五辛、油、面、生冷、酸滑、房室皆断之，此其大略也。

孙真人曰：凡热病新差，及大病之后，食猪及羊血、肥鱼、油腻等，必大下利，医所不能治也，必至于死。若食饼饵、粢黍、饴脯、脍炙、枣、栗、诸果修脯，及坚实难消之物，胃气尚弱，不能消化，必更结热。设以药下之，则胃气虚冷，大便难禁。不下之则死，下之则危，皆难救也。热病及大病之后，多坐[1]此死，不可不慎也。

又曰：新病差后，但得食糜粥，宁少食令饥，慎勿饱，不得他有所食，虽思之，勿与也。引日转久，可渐食羊肉、白糜，若汁羹、雉、兔、鹿肉，不可食猪、狗肉也。新差后，当静卧，慎勿早起、梳头、洗面。非但劳体，亦不可多言语，用心使意劳烦。凡此皆令人劳复。故督邮顾子献得病已瘥，华叔[2]视脉曰：虽差，尚虚弱，未得复，阳气不足，慎勿劳事，余劳尚可，女劳则死，当吐舌数寸。其妇闻其夫差，从百余里来省之，经宿交接，中间三日，发热口噤，临死舌出数寸而死。病新差，未满百日，气力未平复，而以房室者，略无不死。有古人名盖正者，疾愈后六十日，已能行射猎，以房室，即吐涎而死。近有一士，大病差十余日，犯之，小腹急痛，手足拘挛而死。

又曰：时病差后，未满五日，食一切肉面者，病发必困。

又曰：差后新起，饮酒及韭菜，病更发。

又曰：新差食生鱼鲊[3]，下利必不止。食生菜，终身颜色不复。食生果及羊肉者，必膈上作热蒸。食犬羊等肉，必作骨中蒸热。食鱼、肉、瓜、生菜，令人生肿。食蒜脍者，疾更发，必致大困。新汗解，饮冷水者，心包冷，令人虚，补不复。雍曰：伤寒之为热毒诸疾，不可不谨惧其后者，畏此毒之再作也。一之已甚，其可再乎？况饮酒，食枣、羊犬肉，皆大热之物，以此致复，无不大困。且汗下之后，表里俱虚，胃气困弱，食过多，食生冷，及小有劳动，必皆致复，可不谨哉。雍见北方多此疾，亦有调摄之方。疾愈之后，三日之内，惟食白粥，言语亦忌。三日之外，粥内稍加滋味。六日之后，方食至软之饭，稍加面丝葱蒜羹，切忌梳头洗手。此疾初自足起，故虽二十日后亦不敢洗足，犯之必皆复。前论或言忌羊，或言忌猪不同者，猪羊皆忌食也。猪畏动风下利，羊畏热复。北土病愈一两月后，后有敢食猪肉者，而羊近亦忌两月，远须百日。更有其人，若十分平复，当少食，勿多食也。北土羊羹，其热尤甚。而洛原间猪不甚发病。西北至秦晋，南至汉南，则猪不可食，秦晋尤甚。南方猪羊亦多，有病仍须用心选择。盖大病之后，脏腑血气不与平日同也。禁忌三日如法，则七日可保也。七日如法，则二七、三七日可保。三七如法，则一月、三月可保。令其在初调护之力，目击如此之人，未有不速平复者。至房室，则须忌百日外。孙氏之论，一字不可忽。盖一劳复之后，必困于前病时，再复之后，又困于一复时，况有三复、四复，殆不胜其困矣，是以往往以疾复而死也。贵家大族，多有女儿娇纵，又经汗下之后，肠胃空虚，急欲得食，虽食而未能消化，必须致疾，难以劝说，全在父母晓解，左右有能调和之人为调节之，则可也。若病人差后，惟喜食白粥，则永无患矣。

《千金方》曰：伤寒差后，更头疼壮热烦闷，宜服黄龙汤。

又曰：男子新病起，近房室而复者，宜服赤帛烧散。

又曰：病后早起，及食多劳复者，鼠屎豉汤。崔氏加栀子。

又曰：食饱不消，劳复脉实者，宜栀子香豉鼠屎大黄方。

又曰：劳复，气欲绝，宜麦门冬汤。起死人困，有效。

又曰：伤寒差后一年，心下停水，不能食者，宜地黄白术面汤方。

庞氏曰：病新差后，气血津液衰耗，切勿为诸动事。凡言语思虑劳神，梳沐澡颒[④]劳力，劳则生热，而病复如初也。又新差后，精髓枯燥，切不可为房事，犯之必死，如顾子献是也。此名女劳复，又非阴阳易。《素问》有言，食多则难消化，复病如初，此名食复。新差，强人足两月，虚弱人足百日，则无复病矣。

又曰：天行劳复，头痛，四肢疼痛，宜葱豉鼠屎汤。此汤最妙。

又曰：天行劳复作热，旦至晚则腰脊痛，头项强重，宜葛根姜豉汤。

又曰：伤寒已差，劳复如初，脉浮无汗者，宜桂枝栀子汤。自汗者，去麻黄。

又曰：伤寒劳复如初，脉浮无汗者重。

又曰：伤寒劳复如初，自汗出者，脉浮，烦躁甚，宜栀子石膏姜豉汤加雄鼠屎。

又曰：病新平复后，劳动发热，热气攻胸，手足拘急搐搦如中风状，宜栝蒌竹茹汤。

又曰：天行差后劳复，发热，呕吐，食不下者，宜芦根橘皮汤。

又曰：男子房劳成复者，宜鼠屎薤根汤。兼治阴阳易，神验。

又曰：男子房劳复发，口噤，舌出者死。又始得劳复，百节痛如被打，浑身沉重，恍惚失措，脉促而绝，不可治。或有吐涎不已、或有谵妄烦乱者，不治。

又曰：妇人病未平复，因夫所动，少腹篡[⑤]中急痛，腰胯痛，四肢不任举动，无热证者，附子黄芪汤。

《活人书》曰：新病差，血气尚虚，津液未复，因而劳动生热，热气复还入经络，名曰劳复。仲景云：小柴胡汤主之。又有食复者，大病新差，脾胃尚弱，强食过多，停积不化，因而发热，名曰食复。仲景于枳实栀子汤后云：若有宿食者，加大黄如博棋子五六枚，服之愈。《广济》疗复雄鼠屎汤；许仁则七味葱白汤，皆可选用。雍曰：病差后，梳沐等事，皆易为禁止，惟肠胃空者食不已，故多食复。然劳复之中，食服亦易，所患再三作耳。

【校注】

① 坐：因，由于。

② 华叔：《千金要方》作“华旉”，即华佗的别名。

③ 鲊：以鱼加盐等调料腌渍之，使久藏不坏，古代称为“鲊”。为古人防止鲜鱼变质，加以处理的一种方法。

④ 颒（huì　会）：洗面。

⑤ 篡（cuàn　窜）：人体会阴部位。《素问·骨空论》：其络循阴器合篡间，绕篡后。王冰注：督脉别络，……下循阴器，乃合篡间也。所谓间者，谓在前后阴之间也。

阴阳易六条

孙真人论曰：妇人温病虽差，未能平复，血脉未和，尚有热毒，足以毒人，男子接之得病，名为阴易之病。其人身体重，热上冲胸，头重不能举，眼中生眵𥈭，一作膜脉　四肢 一云膝胫 拘急，小腹绞痛，手足拳，皆即死。其亦有不即死者，病苦小腹里急，热上冲胸，头重不能举，百节解离，经脉缓弱，血气虚，骨髓竭，便嘘嘘吸吸，气力转少，着床不能动摇，或引岁月方死。晋代名医张黄言：有婢得病，差后数十日，有六人接之，皆死。可不戒之？

仲景曰：伤寒阴阳易之为病，其人身体重，少气，小腹里急，或引阴中拘挛，热上冲胸，头重不能举，眼中生花，一作眵，《千金翼》加胞赤二字。膝胫拘急者，烧裈散主之。

《千金方》曰：交接劳复，阴卵肿缩，宜取妇人衣服以覆男子。

庞氏曰：阴阳交易，阴阳相感动，其毒气着人，如换易也。男子病新差，妇人与之交，妇人得病，名曰阳易。妇人病新差，男子与之交，男子得病，名曰阴易。若二女二男，则不相易。然女犯男得病，鲜有死者。男犯女得病，治稍缓，则死无一生者。又若女犯男，而男自劳复，则女不病。男犯女，而女自劳复，则男得病亦轻。富贵之家，虽知其事，后生忽恣意犯之，多致不救。田野之家，蒙蒙昧昧，只知伤寒能杀人，因此死者又十有三四，皆不知其所犯之由，深可伤也。宜服手足甲裩灰散，阴头、毛际二穴灸之。男女初得病者，便服薤根鼠屎汤，出汗愈。灸阴头百壮。而卵缩未下者，灸大敦二穴，小炷七壮。足大拇趾旋毛上是穴。

《活人书》曰：阴阳易病，男子则体重少气，阴肿入腹绞痛，妇人则里急，腰胯连腹内痛。余与仲景、孙氏、庞氏三家同。又曰：烧裩散、猳鼠屎汤、竹叶汤、干姜汤、竹茹汤、当归白术汤，皆可选用。雍曰：男子用《千金》赤帛烧散为奇。

雍曰：男子初病伤寒，其毒虽未必重，及其易人，则多杀人，过于本伤何哉？盖本病所感，必先太阳膀胱经，自表入里，其传有渐易人之病，随感而入，直伤膀胱与肾、五脏，不由经脉，故其病只见里证，无表证，病在脏，不在经也。至其所用药，必须隐秽之物，与本脏相侵者，然后可败而逐之。至于灸法，亦必在隐恶之处，盖病不在经络之中，不可取也。

卷十六

第十六卷缺，此遗逸于元之初也。

卷十七

痓湿暍叙论一条

仲景曰：伤寒所致太阳病痓、湿、暍三种，宜应别论，以为与伤寒相似，故此见之。雍曰：自此以下二卷，皆论似伤寒非伤寒之疾，痓、湿、暍盖其首也。三者皆在太阳一经，与伤寒为难辨，故仲景论于伤寒之先，以不能先别此三者，则必不能辨伤寒也。孙真人亦同此言。近世方论，列于杂病、疑似诸疾之中。然疑似诸病，非太阳所感。所以仲景独先痓、湿、暍者，为其与伤寒同为一经，根源不异，证亦多同，误治则杀人，是以不得不先之。今讨论既详，复恐乱伤寒证治之法，不免依近世所述，与霍乱等项别为一卷，其疑似诸疾，又附之后卷，庶几有所区别乎。

痓痉二十六条

雍曰：先兄子若明医道，常疑医经中痓、痉二字，当只是一字传写之误。盖汉晋之书皆作痓，如仲景言：结胸病，项亦强，如柔痓状。《千金》载之曰：项亦强，如柔痉状。其二字传写之误明矣。然《素问》《灵枢》二经，亦有痓、痉一病不同。则自仲景以来，诸书皆有当为痓、当为痉者。后世传录者，俱不复辨别也。政和[①]间，先人客京师。有家人病，招东平刘寅诊视，刘曰：此痓病也，治之愈。因问痓、痉之别，刘曰：病以时发者谓之痉，不以时发者谓之痓。后归洛，有兄病伤寒汗后，以时作痉者，先兄因刘医语，用庞氏葛根加麻黄汤治之而愈。刘医之言，不见于诸书。东平昔多名医，必有由来。后雍颇读医经，始悟刘医之言，虽当而不尽也。盖二字之误，固多有之。在汉晋之书中，有当为痓者，亦有当为痉者。在隋唐之书中，亦有当为痓，当为痉者。方知痓、痉必竟二字。盖痓者病名，如曰中风、伤寒之类也。痉者证名，如结胸、痞气之类也。如此言痓、湿、暍三病，则痓是病名，不可作痉也。仓公当归汤方云：主贼风口噤、角弓反张。痉者，则是痓病中一证之名，不可作痓也。盖痉是经脉与筋强直反张之病，故为病中之一证。所以诸风有痉，伤寒亦有痉，痓病之中亦有痉、不痉者。大抵痓为轻，痉为重，痓而又痉者尤为重。刘氏虽不分病名与证名有异，而痓病不以时发，故有累日不知人事者，痉病则随发随止。孙真人所谓须臾有十数发者，则又与病以时发、不以时发之言相应也。故雍谓痓病，名痉证。名者，究其源也。刘谓以时发、不以时发者，别其流也。《活人书》又曰：阴阳二痓者，此言非古，恐出于后世。雍以意度之，刚痓之名阳痓；柔痓之痓名阴痓。朱氏虽言阴阳二痓，而终不明辨，第曰阳痓属刚、阴痓属柔而已，其证与药俱不详言之。

仲景曰：太阳病，脉沉而细者，名曰痓。

又曰：太阳病，发热无汗，反恶寒者，名曰刚痓。

又曰：太阳病，发热汗出，而不恶寒，名曰柔痓。巢氏曰：

柔痓恶寒。雍曰：详刚痓，即与太阳伤寒证同；柔痓，即与太阳中风证同。然伤寒脉浮紧，中风脉浮缓，痓病脉沉细，当以脉别之。

又曰：病身热足寒，颈项强急，恶寒，时头热面赤，目脉赤，独头动摇，卒口噤，背反张者，痉病。雍曰：此病为痓证字误。

问曰：痓病何由而感也?《素问》三十七篇曰：肺移热于肾，传为柔痓。仲景曰：太阳病，发汗太多，因致痓。又曰：疮家虽身疼痛，不可发汗，汗出则痓。王叔和曰：风病下之痓，复发其汗，必拘急。此皆致痓之由也。《千金》曰：先因伤风，后感寒湿，则致痓。故柔痓亦有不恶寒而恶风者。

问曰：痓脉如何？仲景曰：脉沉而细。叔和曰：其脉伏坚，直上下。又曰：脉来按之筑筑而弦，直上下行。巢氏曰：策策而弦，直上下行者，风痓脉也。伏坚直上下，痓而加痉之脉也。筑筑而弦，策策而弦，皆病脉。筑策亦疑一字误。

问曰：治痓如何？叔和曰：太阳病无汗，而小便反少，气上冲胸，口噤不得语，欲作刚痓，葛根汤主之。雍曰：叔和既论治刚痓，次当言柔痓。今乃不言，及再论刚痓为病，胸满口噤，卧不著席，脚挛急，其人必龂齿[②]，可与大承气汤。雍以仲景伤寒本论，无此一证，故疑此亦非叔和之言，误从之杀人。大承气汤的非治刚痓之药，纵是诸痓，皆不可用。盖痓，太阳中风再感寒湿之疾，太阳属表，中风在表，及寒湿之疾，皆不可下。其脉沉细、伏弦，亦不可下。今又言胸满，非寒则虚痞；口噤，卧不著席，又太阳中风之证；脚挛急者，脚蹉也，胞中有寒也。皆不当行承气汤，用之必死。庞、朱二氏，不明改之去之者，意其是叔和之言，不敢削也。朱氏之言，加审之二字，盖亦有疑矣。尝见庸愚下此以杀人，知而不言，不为无罪。然则柔痓用何药以治之？曰：庞氏治刚、柔痓，加减葛根麻黄汤。痓无汗者，加麻黄；痓自汗者，去麻黄加葛根。朱氏治柔痓，以桂枝加葛根汤。皆其药治切当者也。王叔和曰：太阳病，其证备，身体强几几，然脉反沉迟，此为痓，栝蒌桂枝汤主之。庞氏曰：栝蒌不主项强几几，其意以治肺热，令不移于肾也。桂枝汤内加栝蒌四两。雍曰：审如庞言，则移热之痓，乃柔痓也。独未知疮家、风家二痓，亦同治乎？更当审其证而用之。常见太阳伤寒，出汗多致痓，服此亦愈。

《千金》曰：其重者，患耳中策策痛，此风入肾经中也。不治，流入肾，喜卒然体痓直。如此，皆服小续命汤两三剂。雍曰：亦须无汗乃可服。

又曰：针耳前动脉及风府，神良。雍曰：二穴亦难取。动脉在客主人之下，误刺陷脉，则为内漏、为聋。风府在脑户、瘖门之间，误刺亦死。一瘖门、风府，又禁不可刺，能者互审之。

又曰：刚、柔痓，宜加减葛根麻黄汤。痓自汗者，去麻黄，更加葛根。雍曰：此汤诸家未见，惟庞氏载之。

又曰：痓病不宜大发汗及针灸，宜小汗之。叔和曰：痓病有灸疮，难疗。雍曰：大抵疮家忌灸。惟孙真人云：若耳痛肿，生汁作痈疖者，乃无害也，惟风宜防耳。此定为耳能泄肾气故也。痓亦同。

《活人书》云：柔痓，桂枝加葛根汤主之。雍曰：此即仲景治太阳病有汗之药。朱氏以叔和缺治痓药，故取而用之。若然，则刚痓正宜用庞氏葛根麻黄也。又朱氏论二痓，取《千金》说云，并宜服小续命汤。此皆可为定法。其热甚而欲移于肾者，必加痓，宜以叔和桂枝加栝蒌汤主之。

叔和曰：痓病，发其汗已，其脉浛浛[③]如蛇，暴腹胀大者，为欲解也。其脉如故，反伏弦者，必痓。既曰痓病，又曰必痓，何也？雍曰：必痓当作必痉，则义通也，此谓痓病加痉者也。

问曰：痓病其详何如？孙真人曰：太阳中风，重感于寒湿，则变痓。痓者，口噤不开，背张而直，如发痫之状，摇头马鸣，腰反折，须臾十数发，气息如丝，汗出如雨，时有脱，易得之。雍曰：此即正谓之痉也。痉同他病，而有初无本病，或因中风而痉，或因伤寒而痉，或因痓而加痉。其用药皆相类，大抵葛根续命也。

问曰：妇人小儿多作痓，何也？孙真人曰：新产妇人，及金疮血脉虚竭，小儿脐风，大人湿温，得痉风者皆死。又热病，热入肾中为痓，小儿病痫，热甚亦为痓。雍曰：此二者，可治之痓也。

问曰：风瘖似痉何如？孙真人曰：凡风瘖，暴尸厥，及鬼魇[4]不寤，久厥，或癫，皆与痉相类，宜精察之。雍曰：风瘖、暴尸厥、鬼魇不寤，皆冥冥不知人，皆似痉，癫痫似痉。贼风口噤而痉者，为风痉也，仓公当归汤主之。庞氏曰：痓病卧不著席，小儿腰背去席二指，大人身侧掌，为难治。雍曰：难治尚可治，非不治也。痓虽强直，不至加痉则幸矣。亦见有反张过掌而愈者。尝见口噤似痉，略知人事，但坐而顺掣腰脊仰倒者，亦风痉也，服仓公当归汤而愈。

问曰：痓痉二字相混，以经别之何如？雍曰：《素问》四十五篇曰：手阳明少阳厥逆，发喉痹，嗌痛肿，痓。此非是太阳之疾而言痓，故全元起[5]本作痉，盖诸经有痓，独足太阳有痉也。

问曰：巢氏分风痉、伤寒痉，何也？雍曰：《灵枢》云：热病不可刺者九，二[6]曰，热而痉者死，腰折，瘛疭、噤龂也，此伤寒痉也。又曰，风痉，身反折见，取足太阳及腘[7]中及血络出血，此风痉也。《灵枢》有痉二，故巢氏亦分二痉。尝见热病汗后发痉，亦服桂枝加栝蒌汤而愈。经言热而痉者死，必谓未汗而痉，其热甚有异耳。

雍曰：庞氏言，若汗出太多，因而熟寐，汗为冷湿之气，复著太阳经，故发痉。朱氏言：先因伤风，后感寒湿而致痉。二者皆谓先因病变而为痓者，皆痉之一证。如前仲景言，太阳病，发热无汗，反恶寒，发热汗出，不恶寒者，乃痓之正病也。朱氏又曰：术附散、桂心白术汤、附子防风散、八味白术散、桂枝煮散，可选而用之。其感疾既非一端，固当依证选用也。然痓痉二病，终缘二字差误，诸书鲜有晓然无疑者，所以近世无端确之论，幸而用药二病不甚相远，不然大误也。雍深取朱氏治柔痓用桂枝加葛根汤，庞氏治刚痓用葛根加麻黄汤，叔和治太阳病欲作刚痓用葛根汤，热甚而痓用栝蒌桂枝汤。大抵皆宜续命汤，而《千金》以此治痉，朱氏以治三痓不同。此复不须疑，痓痉皆用，惟无汗者可用也。

雍曰：二病亦多有之，各为伤寒治，或为风治，故不愈。风犹近之，而未的也。雍亲见者数人，略言其状。一人初如伤寒，三数日后，冥冥不知人，亦似柔软，不甚强直，惟忘记口噤不口噤，雍谓此痉也。又一人，初亦如伤寒，数日后，时作角弓反张，作则口噤不知人，罢则略知人而困，雍谓此痉也。

又有伤寒汗后，方坐谈语次，忽瞠目口噤，虽坐如故，而四肢僵硬不可屈折，少顷即罢，罢而复作，正所谓须臾数十发者，罢则言语如故。雍谓此缘出汗多所致，伤寒痉也，时服桂枝栝蒌而愈。

又一儿，如伤风，一二日后不知人，冥冥卧，不语不食，此痓也。忽四肢强直，口噤，手足皆如策肿，手足指皆越开，少顷即定，复稍柔，但冥冥然。雍谓此为痓病而加痉者也。

又一村人，病二三日后，口噤，身强直反张，觉臂腿长于常日，略知人事，齿缝中能作声，不甚明晓，饮冷水，反要火灸，寻衣缝，摸床撮空，无所不至，其证甚怪。时雍思之，只是痉，用大岩蜜汤擦其齿，须臾口得开，数进续命汤遂愈。村人耐疾，使富贵安得不死。

又一家父子闭户坐，不出门，人云患锁牙风，使侦之，父子对坐，各用两手板面前一横木，少顷病来，则两手俱脱，偃仆，后苏而复坐。父子更起更偃仆。以仓公当归汤主之，其子遂愈，父羸老不救。问风来之状，则自足起，循太阳经而上，过腘中，至股分两支，一支循股外而上入腰，则猛掣便侧起；一支循股内而上，入少腹。考之于经，太阳无此别支，应是入少阴也。

又有一人行次，仰面顾者三，众谓仰面有所视，少顷即倒，舁归[⑧]，反张数日而没[⑨]。此疾证甚不一，亦有间者，不能具记。历验之，痓似微柔软，发痓则极强。前人叙此未能尽，雍虽加详，而次第紊乱耳。

【校注】

① 政和：北宋徽宗年号（公元1111年—1118年）。

② 齗（yín 寅）齿：指上下牙齿相磨切。

③ 浛浛（hánhán 含含）：形容脉滑利之象。

④ 魇（yǎn 眼）：梦魇，梦中遇可怕的事而呻吟、惊叫。

⑤ 全元起：南朝齐梁时医学家，著有《素问训解》。

⑥ 二：《灵枢·热病》作“九”。

⑦ 腘：膝部后面，腿弯曲时形成窝儿的地方。

⑧ 舁（yú 宇）归：抬回去。舁，共同抬东西。

⑨ 没：同“殁”，死亡。

湿病十八条

雍曰：《活人书》载湿病三种，一曰中湿，二曰风湿，三曰湿温。

问曰：何谓中湿？仲景曰：太阳病，关节疼痛而烦，脉沉而缓者 朱氏云：一作细者非也，此名湿痹 一云中湿。湿痹之候，其人小便不利，大便反快，当利其小便。朱氏曰：一身尽疼，发热身黄，小便自利者，术附汤；小便不利，大便反快者，甘草附子汤、五苓散主之。又曰：《至真要论》曰：治湿之法，不利小便，非其治也。

问曰：中湿之痹何如？雍曰：中湿与风寒气合者为痹。故《素问》曰：风寒湿三气杂至，合而为痹。《灵枢》所谓风寒湿气，客于外分肉之间。朱氏曰：中湿与风寒气合者为痹。其寒多者为痛，为浮肿，非术、附、桂不能去也。其风多者为烦剧，为流走，为拘急，非麻黄、薏苡、乌头不能散也。其中湿气者为坚满，为气闭，非甘遂、葶苈、枳、术不能泄也。

问曰：何谓风湿？仲景曰：一身尽疼，发热，日晡所剧者，此名风湿。此病伤于汗出当风，或久伤取冷所致也。《金匮要略》曰：可与麻黄杏子薏苡甘草汤。朱氏曰：脉浮为风湿，麻黄杏仁汤、防己黄芪汤、桂枝附子汤、甘草附子汤、术附杏仁汤、败毒散，可选而用之。

仲景问曰：风湿相搏，一身尽疼痛，法当汗出而解，值天阴雨不止，医云此可发汗，汗之病不愈者，何也？答曰：发其汗，汗大出者，但风气去，湿气在，是故不愈也。若治风湿者，发其汗，但微微似欲汗出者，风湿俱去也。

《金匮要略》曰：湿家，身烦疼，可与麻黄汤加术四两，发其汗为宜，切不可以火攻之。朱氏曰：湿家，虽身体疼，不可大发汗，汗出则作痓。

又曰：风湿，脉浮身重，汗出恶风者，防己黄芪汤主之。

仲景曰：风湿相搏，骨节疼烦，掣痛不得屈伸，近之则痛剧，汗出，短气，小便不利，恶风不欲去衣，或身微肿者，甘草附子汤主之。《千金方》名四物附子汤。

又曰：伤寒八九日，风湿相搏，身体疼烦，不能自转侧，不呕不渴，脉浮虚而涩者，桂枝附子汤主之。若其人大便硬，小便自利者，去桂枝加白术汤主之。庞氏云：桂枝附子汤，治大便自利，小便不利者。雍曰：桂枝附子汤，非桂枝加附子也，自是第十七方，名桂附汤者。详见太阳证治上。

仲景曰：湿家，其人但头汗出，背强，欲得被覆，向火。若下之早则哕，胸满，小便不利，舌上如苔者，以丹田有热，胃中有寒，渴欲得水而不能饮，口燥烦也。

又曰：湿家之为病，一身尽疼，发热，身色如熏黄。庞氏曰，宜防已黄芪汤。

又曰：湿家病，身上疼痛，发热面黄而喘 《脉经》曰：病患喘，无“而”字以上十二字，头痛鼻塞而烦，其脉大，自能饮食，腹中和无病，痛在头中寒湿，故鼻塞，内药鼻中则愈。庞氏曰：用瓜蒂细末，含水，搐少许于鼻中。

又曰：湿家下之，额上汗出，微喘，小便利者 一云不利者 死；若下利不止者，亦死。雍曰：大抵湿家不可下也。初虞氏[①]曰：发汗下之死。谓误作伤寒治而汗下之也。

问曰：中湿、风湿，脉何以辨？雍曰：脉沉而缓者，曰中湿；脉浮恶风者，曰风湿。中湿无风脉故也。

问曰：何谓湿温？王叔和曰：伤寒湿温，其人常伤于湿，因而中暍。湿热相搏，则发湿温病。若两胫逆冷，腹满支胸，头目痛苦，妄言，治在足太阴，不可发汗。汗出不能言，耳聋，不知痛所在，身黄而色变，名曰重暍。如此死者，医杀之也。朱氏曰：湿温多汗，头目痛苦，妄言，其脉阳濡而弱，阴小而急，治在足太阴经。余上下文同。雍曰：白虎加苍术汤主之。《活人书》载中湿、风湿、湿温三种之外，尚缺寒湿痹，今续附于后。湿痹谓缓风湿痹，亦云湿风，非风温也。

仲景曰：伤寒发汗已，身目为黄，所以然者，以寒湿在里不解故也。以为不可下也，于寒湿中求之。常氏云：可五苓散。雍曰：湿病汗不出者，寒湿在里不解也。凡湿家发黄者，宜五苓散。

又曰：湿家，病在头中寒湿，则头痛鼻塞而烦，内药鼻中则愈。其详见上。

《千金方》曰：湿痹缓风，身体疼痛如欲折，如锥刺刀刎，七物附子汤主之。又曰：湿风，体痛如折，肉如锥刺刀所刺，八物附子汤。

【校注】

① 初虞氏：即初虞世，宋代医学家，著有《养生必用书》。

中暍证[①]六条

仲景曰：太阳中热者，暍是也。其人汗出恶寒，身热而渴也。《金匮要略》曰：白虎加人参汤主之。雍曰：亦有恶风者，谓汗太多也。

又曰：太阳中暍者，身热疼重，而脉微弱，此以夏月伤冷水，水行皮中所致也。《要略》曰：瓜蒂散主之。

又曰：太阳中暍者，发热恶寒，身重而疼痛，其脉弦细芤迟，小便已，洒洒然毛耸，手足逆冷，小有劳，身即热，口开，前板齿燥。若发汗，则恶寒甚；加温针，则发热甚；数下之，则淋甚。庞氏曰：宜大小橘皮汤。大橘皮汤治动气在下，不可发汗者。小橘皮汤主手足逆冷、呕哕，即二味生姜橘皮汤。

问曰：中暑、中暍、热病，何以别之？雍曰：冬伤于寒，因暑气而后发者，为热病。冬不伤于寒，而夏伤于暑，为中暑。中暑，即中暍也。皆太阳经受病。故热病正为伤寒，而中暑为与伤寒相似。《活人书》曰：夏月发热恶寒，头疼，身体肢节痛重，其脉洪盛者，热病也。夏月自汗恶寒，身热而渴，其脉微弱者，中暑也。大抵中暑与热病外证相似，但以脉盛、脉虚别之。《甲乙经》云：脉盛身寒，得之伤寒；脉虚身热，得之伤暑。盖寒伤形而不伤气，所以脉盛；热伤气而不伤形，所以脉虚。伤寒肢节痛重，其脉洪盛，按之有力，此冬月感寒深，至夏发耳。中暑则背寒面垢，手足微冷，烦渴口燥，但觉倦怠，四肢却不痛重，其脉微弱，按之无力，白虎汤主之；其厥逆恶寒者，橘皮汤主之；头痛恶寒，心烦躁，心下不快者，五苓散为最良。

问曰：中暑何故洒洒然毛耸恶寒？朱氏云：经曰，四时八风之中人也，因有寒暑。寒则皮肤急，腠理闭；暑则皮肤缓，腠理开。开则洒然寒，闭则热而闷。近人不问中热、暑，或作热病法治之，复用温热药，必致发黄、斑出，更为蓄血，尤宜戒之。

问曰：热病、暑病、暍病，三者异名，诸家不分，何如？雍曰：热病亦可谓之暑，暍病亦可谓之暑，故时言热，亦时言暑，其始则当有热、暍二病。以其通可谓之暑，故有三名，是以难别。《素问》曰：热病者，皆伤寒之类也。以热而言也。又曰：先夏至日为病温，后夏至日为病暑，此以暑而言也，二者其实一也。仲景、叔和曰：中而即病者，名曰伤寒。不即病者，至春变为温病，至夏变为暑病。又曰：辛苦之人，春夏多温热病，此一病，或言暑，或言热也。是以巢氏于伤寒之外，别出热病一门，而首曰：暑病者，热重于温也。是热病亦谓之暑也。庞安常复出暑病一篇，而取之实伤寒之热病。又二家所载，皆以《素问》五脏热病为主，是名同而实异也。惟朱氏分别热病与中暑，不相差互。然朱氏所谓热病者，伤寒也；所谓中暑，即暍者是也。其意易明，不令人惑，当从朱氏名之。其他诸家所论，亦未尝不同，名特异耳。

【校注】

① 证：原无，据本书目录补。

霍乱证[1]二十六条

仲景问曰：病有霍乱者何？答曰：呕吐而利，此名霍乱。

问曰：病发热头痛，身疼恶寒，吐利者，此属何病？答曰：此名霍乱，吐利而复发热也。一作自吐下，又利止，复更发热。雍曰：此论霍乱似伤寒之证也。

又曰：伤寒，其脉微涩者，本是霍乱，今是伤寒，却四五日，至阴经上，转入阴必利一作吐利，本呕，下利者，不可治也。欲似大便，而反失气，仍不利者，此属阳明也。便必硬，十三日愈，所以然者，经尽故也。下利后，当便硬，硬则能食者愈。今反不能食，到后经中，颇能食，复过一经能食，过之一日当愈，不愈者，不属阳明也。恶寒，脉微而一作缓复利，利止亡血也，四逆加人参汤主之。雍曰：此论今是伤寒之证，故言本呕下利，不可治。若论霍乱，则必呕吐而利也。一是伤寒而不属阳明，恶寒脉微复利，利止者，则用四逆加人参汤主之。此汤若霍乱证亦可服。《千金翼》合二论为一，是当经有缺文。

问曰：霍乱何由而致也？雍曰：胸中逆乱之气也。初无疾而霍乱，往往饮食失节，而致胸中逆乱也。故伤寒而霍乱者，阴阳二气乱于胸中也。《灵枢》三十四篇曰：清气在阴，浊气在阳，荣气顺脉，卫气逆行，清浊相干，乱于胸中，是为大悗。又曰：

乱于肠胃，则为霍乱。经言五乱，霍乱其一也。惟乱于胸，所以吐；乱于肠，所以利也。孙真人曰：饱食（犺）脍[②]，复飧乳酪，海陆百品，无所不啖[③]，眠卧冷席，多饮寒浆，胃中诸食，结而不消，阴阳二气，壅而反戾[④]，阳气欲升，阴气欲降，阴阳乖隔，变成吐利，头疼如破，百节如解，遍体诸筋皆为回转。论时虽小，卒病之中最为可畏，虽临深履危，不足谕[⑤]也。故古人语此者，刺之则徐出徐入，导气而已，非补泻也。用药者，顺其阴阳之气而已，无汗下也。此伏治乱气之道。

仲景曰：霍乱，头痛发热，身疼痛，热多欲饮水者，五苓散主之；寒多不用水者，理中丸主之。

又曰：吐利止而身痛不休者，当消息和解其外，宜桂枝汤小和之。

又曰：吐利汗出，发热恶寒，四肢拘急，手足厥冷者，四逆汤主之。

又曰：既吐且利，小便复利而大汗出，下利清谷，内寒外热，脉微欲绝者，四逆汤主之。

又曰：吐已下断，汗出而厥，四肢拘急不解，脉微欲绝者，通脉四逆加猪胆汁汤主之。《千金翼》曰：无猪胆，以羊胆代之。《千金方》别有加减法。

又曰：吐利，发汗，脉平，小烦者，以新虚不胜谷气故也。雍曰：勿服药，损谷[⑥]则愈。

叔和曰：转筋为病，其人臂脚直，脉上下行，微弦，转筋入腹，鸡屎白散主之。

《千金要方》曰：凡霍乱，务在温和将息，若冷则遍体转筋。凡此病，定一日不食为佳，仍须三日少少饮粥，三日已后，可恣意食息，七日勿杂食为佳。所以养脾气也。

又曰：凡诸霍乱，忌与米饮，胃中得米，即吐不止，但与厚朴葛根饮，若冬瓜叶，但沾渍咽喉，而不可多与。若服汤时随吐者，候吐定乃止。诊脉绝不通，以桂合葛根为饮。吐下心烦，内热汗不出，不转筋，脉急数者，可犀角合葛根为饮。吐下不止，发热[7]心烦，欲饮水，可少饮米粉汁为佳。若不止，可与葛根荠苨[8]饮服之。

又曰：霍乱吐多者，必转筋不渴，即脐上筑。霍乱而脐上筑者，为肾气动，当先治其筑，治中汤主之，去术加桂心。去术者，以肾虚故也；加桂者，恐作奔豚也。霍乱而脐上筑，吐多者，若下多者，霍乱而惊悸，霍乱而渴，霍乱而腹中痛，呕而吐利，呕而利，欲得水者，皆用治中汤主之。

又曰：治中汤治霍乱吐下，胀满，食不消化，心腹痛。

又曰：霍乱转筋，内冷汗出，呕哕者，四顺汤主之。

又曰：霍乱多寒，手足厥冷，脉绝者，宜当归四逆加吴茱萸汤。旧方用枣三十枚，今以霍乱病，法多痞，故除之。如退枣，入葛根二两佳。霍乱四逆汤加半夏一合，附子小者一枚。恶寒乃与大附子。朱氏无此加减，故详录之。

又曰：霍乱吐利，已服理中、四逆、四顺、热不解者，竹叶汤主之。与竹叶石膏汤方不同。

又曰：毒冷霍乱，吐利烦呕，转筋，内冷汗出，手足指皆肿，喘息垂死，绝语音不出，百方不效，脉不通者，服人参汤，取差乃止。随吐续更服，勿止，并灸之。

又曰：老人羸劣，冷气恶心，饮食不化，心腹虚满，拘急短气，霍乱呕逆，四肢厥冷，心烦气闷，流汗，扶老理中汤。原系理中散。常服，以蜜为丸。

又曰：霍乱四逆，吐少呕多者，附子粳米汤主之。

又曰：妇人霍乱，呕逆，吐涎沫，医反下之，心下即痞，当先治其吐涎沫，可服小青龙汤。涎沫止，次治其痞，可与甘草泻心汤。

又曰：中热霍乱，暴利心烦，脉数，欲得冷水者，以新汲井水顿服一升。

又曰：凡霍乱，灸之或未能立差，终无死忧，不可逆灸，或但先下后吐，当随病状灸之。雍曰：治霍乱之法，惟《千金要方》最为详备，除已前录外，尚有霍乱余证及转筋危证等十六法，灸法十八法，当参同用之。

《活人书》曰：夏月中暑霍乱，上吐下利，心腹撮痛，大渴烦躁，四肢逆冷，汗自出，两脚转筋，宜服香薷散。须井中沉令极冷，顿服之，乃效。雍曰：香薷、厚朴、萹豆，皆古人治霍乱要药。故此药为有理，中暑霍乱，惟纳冷水饮则不复吐逆。时有以新汲水服理中丸，亦佳。《灵苑方》[9]煮良姜末，沉令极冷服。皆宜冷服。

问曰：传信载柳州尝得干霍乱，吐之愈。诸家未见有言干霍乱者，有之乎？雍曰：有之。第当时不能究其说，真言少伪耳。近世之人，尤不知也。霍乱者，五乱之一也，皆作吐利，无干而不吐利者。其不吐利者，乱气也。按《灵枢经》五乱之证，惟乱于肠胃一证名霍乱，故作吐利。其余四证，皆不作吐利，只谓之乱气。柳州之疾，盖乱气干心之证，非霍乱也。谓为干霍乱者虽谬，然尚不失为五乱之一，今则无复知乱气之名矣。

【校注】

① 证：原无，据本书目录补。

② 独脍：切细的猪肉。独，即豚，亦即猪。脍，切细的肉。

③ 噉：同“啖”，食也。

④ 反戾：违背，反常。

⑤ 谕：明白。

⑥ 损谷：指减少饮食。

⑦ 发热：原作“发汗”，据豫医双璧本改。

⑧ 荠苨（qí nǐ　齐你）：多年生草本，又称杏参、杏叶沙参、白面根、甜桔梗、土桔梗。

⑨《灵苑方》：书名，二十卷，宋·沈括撰。今佚。

虚烦证[①]七条

孙真人曰：诸虚烦热者，与伤寒相似，然不恶寒，身不疼痛，故知非伤寒也，不可发汗。头不痛，脉不紧数，故知非里热也，不可下。如此内外皆不可攻，而强攻之，必遂损竭，多死难救也。此虚烦，但当用竹叶汤。若呕者，以橘皮汤一剂。不愈，为可重辨也。此法官泰[②]数用，甚效验。伤寒后虚烦，亦服此汤。

《活人书》曰：王叔和云，有热不可大攻，攻热者则寒起，正宜服竹叶汤。

仲景曰：伤寒，虚羸少气，气逆欲吐者，竹叶石膏汤主之。

雍曰：《千金方》竹叶汤有二方，霍乱热不解者，用竹叶汤，与竹叶石膏汤方不同。若里虚烦不可攻者，当以竹叶汤，与前所说虚烦证同，当用之，即仲景竹叶石膏汤也。

雍曰：王仲弓云，凡似伤寒证有五：一曰痓，二曰湿，三曰暍，四曰霍乱，五曰虚烦。以上四证见仲景论，独虚烦始于孙氏。

庞氏曰：虚烦似伤寒，身亦热而烦躁，头不痛，身不疼，脉不数者，宜竹叶石膏汤主之。兼治中暍吐逆，脉滑数者。

又曰：虚烦或呕逆、吐，脉弦细芤迟，手足微寒，胸寒者，橘皮汤主之。兼治暴寒下利，只用生姜、橘皮二物，水煎。

【校注】

① 证：原无，据本书目录补。

② 宫泰：晋代医学家，生平无考。

卷十八

伤寒温疫论一条

雍曰：伤寒时气，证类亦多，或名伤寒、或名温病、或曰时行、或曰温疫、或曰温毒、或以为轻、或以为重，论说不一，益令人惑。大抵其病往往有一种，即时发者，必轻；经时而发者，必重也。且如伤寒一病，仲景以为冬伤于寒，中而即病者，名曰伤寒。盖初感即发，无蕴积之毒气，虽为伤寒，而其病亦轻。仲景又曰：不即病，寒毒藏于肌肤，至春变为温病，至夏变为热病。是则既伤于寒，又感于温，两邪相搏，合为一病，如人遇盗又有同恶济之者，何可支也？故伤寒冬不即发，遇春而发者，比于冬之伤寒为重也。又有夏至而发者。盖寒毒浅近在肤腠，正气易胜，故难久留，是以即发；其毒稍深，则入于肌肉，正气不能胜，必假春温之气开疏腠理，而后可发，是以出为温病；又其毒之盛者，经时既久，深入骨髓，非假大暑消烁，则其毒不可动，此冬伤于寒，至夏为热病者，所以又重于温也。故古人谓冬伤于寒，轻者夏至以前发为温病，甚者夏至以后发为暑病也。此三者，其为伤寒本一也，惟有即发不即发之异，随脉变动，遂大不同。又有冬不伤寒，至春感不正之气而病，其病无寒毒之气为之根，虽名温病，又比冬伤于寒，至春再感温气为病轻。然春温冬寒之病，乃由自感自致之病也。若夫一乡一邦一家皆同患者，是则温之为疫者然也，非冬伤于寒自感自致之病也。盖以春时应暖而反寒，夏热反凉，秋凉反热，冬寒反暖，气候不正，盛强者感之必轻，衰弱者得之必重，故名温疫，亦曰天行时行也。设在冬寒之日，而一方一乡一家皆同此病者，亦时行之寒疫也。大抵冬伤于寒，经时而后发者，有寒毒为之根，再感四时不正之气而病，则其病安得不重。如冬病伤寒，春病温气，与夫时行瘟疫之类，皆无根本蕴积之类，才感即发，中人浅薄，不得与寒毒蕴蓄有时而发者同论也。惟温毒一病，既非伤寒，又非温病，乃在冬时表尝感寒，先感冬温不正之毒，后复为寒所折，肤腠闭密，其毒进不得入，退不得泄，必假天气暄热，去其外寒，而后温气得通。郁积既久，毒伤肌肤，故斑如锦文，或烂为疮，而后可出。仲景曰：其冬有非节之暖，名为冬温，冬温之毒，与伤寒大异。谓此温毒也。亦有所感轻浅则易出，所感深重，则非节之暖，人人皆感，故每为疫，其实先温后寒，所以与伤寒大异。然而时之气有正有不正，何也？大论曰：春气温和，夏气暑热，秋气清凉，冬气冰冽，此则四时正气之序。所谓四时正气之病也。又曰：春时应暖而反大寒，夏时应热而反大凉，秋时应凉而反大热，冬时应寒而反大温，此非其时而有其气，是以一岁之中，长幼之病，多相似者，此则时行之气。是谓不正之气毒伤人者也。雍论伤寒名例，已见于初卷，今辨析时行温疫，详言著于篇下。

温病论[1]六条

雍曰：医家论温病多误者，盖以温为别一种病，不思冬伤于寒，至春发者，谓之温病；冬不伤寒，而春自感风寒温气而病者，亦谓之温；及春有非节之气，中人为疫者，亦谓之温。三者之温，自不同也。《素问》曰：冬伤于寒，春必病温。又曰：凡病伤寒而成温者，先夏至日为病温。此皆谓伤寒而成温者，比之伤寒热病为轻，而比之春温之疾为重也。其治法与伤寒皆不同。或有冬不伤寒，至春自伤风寒而病者，初无寒毒为之根源，不得谓之伤寒，第可名曰温病也。又或有春天行非节之气中人，长幼病状相似者，此则温气成疫也，故谓之瘟疫。瘟疫之病，多不传经，故不拘日数，治之发汗、吐、下，随证可施行。其不伤寒，至春触冒自感之温，治与疫同，又轻于疫也。或曰：春时触冒自感之温，古无其名，何也？曰：假令春时有触冒自感风寒而病，发热恶寒，头疼身体痛者，既非伤寒，又非疫气，不因春时温气而名温病，当何名也？如夏月之疾，由冬感者为热病，不由冬感者为暑、为暍，春时亦如此也。《活人书》葳蕤汤方云：治风温，兼疗冬温，及春月中风伤寒，即其药也。曰：何以辨其冬感、春感之异？曰：但传经，皆冬感也，皆以伤寒治；不传经者，皆春感也，皆以温气治之。今于诸家方论下别而言之，庶几易明。然春温之病，古无专治之法，温疫之法兼之也。

《活人书》曰：春月伤寒，谓之温病。冬伤于寒，轻者夏至以前发者，为温病，盖由春温暖之气而发也。雍曰：此谓伤寒之温也，即《素问》所谓凡病伤寒而成温病者是也。其治与伤寒同。故朱氏自注曰：非徒温疫也。

又曰：治温病，与冬月伤寒、夏月热病不同，盖热轻故也。雍曰：此谓春温，非伤寒者，若伤寒成温，则其热轻于热病，而重于冬月伤寒也。盖冬月伤寒为轻，至春发为温病为重，夏月热病为尤重也。朱氏注曰：春初秋末[②]，阳气在里，其病稍轻，纵不用药治之，五六日亦自安。即此推之，则此春温之病，乃谓非伤寒成温者。

又曰：升麻汤、解肌汤最良。热多者，小柴胡汤主之；不渴，外有微热者，小柴胡加桂枝也；嗽者，小柴胡加五味也。烦躁发渴，脉实，大便闭塞者，大柴胡微利也。虚烦者，竹叶汤。次第服之，此治春温之法。其伤寒成温者，并依伤寒治之。治温疫之法，并同春温，而加疫药也。

又曰：一岁之中，长幼疾多相似，此温疫也。四时皆有不正之气，春夏亦有寒凉时，秋冬亦有暄暑时。人感疫疠之气，故一岁之中，病无长幼，悉相似者，此则时行之气，俗谓之天行是也。老君神明散、务成子[③]萤火丸、圣散子、败毒散主之。雍曰：此谓春温成疫之治法也。若夏暑成疫，秋瘟成疫，冬寒成疫，皆不得同治，各因其时而治之。况一岁之中，长幼疾状相似者，即谓之疫。如疟利相似，咽喉病相似，赤目相似，皆即疫也。皆谓非触冒自取之，因时行之气而得也。

又曰：春应暖而凉气折之，则责邪在肝，升麻解肌汤主之。夏应暑而寒气折之，则责邪在心，射干汤、半夏桂枝甘草汤选用之。秋应凉而反大热抑之，则责邪在肺，湿热相搏，民多病疟，宜白虎加苍术汤、煎茵陈汤调五苓散。冬应寒而反大温抑之，则伏寒变为温，宜葳蕤汤。土无正名，因火而名，当随其经而取之，此又治四时温气之法，温疫皆同治也。

【校注】

① 论：原无，据本书目录补。

② 春初秋末：原作“春秋初末”，据《活人书》改。

③ 务成子：又称务成昭。传说中舜的老师，古代方士。《汉书艺文志》载其有《务成子阴道》三十六卷。《通志·艺文略》载其注《太上黄庭内景经》一卷。今佚。

风温温毒论[①]四条

《千金方》曰：风温之病，脉阴阳俱浮，汗出体重，其息必喘，其形状不仁，默默欲眠。下之者，小便难；发其汗者，必谵语；加烧针者，则耳聋难言；但吐之，则遗矢便利。如此疾者，宣服葳蕤汤。《活人书》曰：脉尺寸俱浮，头痛身热，常自汗出，体重，其息必喘，四肢不欲收，嘿嘿但欲卧者，风温也。病人素伤于风，因复伤于热，风热相搏，则发风温，主四肢不收，头疼身热，常自汗出不解，治在少阴、厥阴。不可发汗，汗出则谵语，独语内烦，躁扰不得卧。若惊痫，目乱无精，治者复发其汗，如此死者，医杀之也。《活人书》曰：风温不可发汗，宜葳蕤汤。风温身灼热者，知母葛根汤。风温加渴甚者，栝篓根汤；风温脉浮，身重汗出，汉防己汤。

《活人书》曰：初春病人，肌肉发斑、瘾疹，迹如锦纹，或咳、心闷但呕者，此名温毒也。温毒发斑者，冬时触冒寒毒，至春始发，病初在表，证如伤寒，或已发汗、吐、下，而表证未罢，毒气不散，或发斑，黑膏主之。成疮者，自作疮毒治，不可用黑膏。又有冬月温暖，人感乖戾之气，冬末即病，至春或被积寒所折，毒气不泄，至天气暄热，温毒始发，则肌肉斑烂，瘾疹如锦文，而咳，心闷，但呕清汁，葛根橘皮汤主之。雍曰：不必初春，春夏皆发其斑，与伤寒不同，瘾疹如锦文而不作疮烂者是也。其发疮脓烂者，即时行热毒豌豆疮也。二者初证，皆先有表证如伤寒。又有瘾疹赤白二种，初无表证，暴感温气而作，其毒轻浅，风尸之类也。又有一种遍身如锦，初亦无表证，暴感而作，如丹如疹，其毒亦轻，皆详见小儿疮疹后，斑疮瘾疹论辨中。

雍曰：仲景言风温、温毒二证，又与二说不同。仲景之言曰：伤寒过十三日以上，不间，尺寸陷者，大危。若更感异气，变为他病者，当依后坏病证而治之。若阳脉浮滑，阴脉濡弱者，更过于风，变为风温。阳脉洪数，阴脉实大者，更遇温热，变为温毒，温毒为病最重。此乃伤寒后四种坏病，此病最为重也。又非但前所谓风温、温毒而已，其用药亦当不同。然则仲景所言，伤寒坏病中风、温毒也。诸家所言者，冬春自感风温、温毒也，其治之轻重，不得不异也。四种坏病中，又有湿温一证，见第八卷不可汗门中。

雍曰：天行温疫，虽证不多，用药亦多端。如《千金方》言辟温疫气并断温疫相染诸方，及《千金翼》弹鬼丸、神明白散、太乙流金散、萤火丸等方。前人虽尝选用，更尝缺省，收其遗逸用之。大抵治疫，尤要先辨寒温，然后用药，取阴阳表里之在伤寒也。故庞安常又述其治寒疫诸方，盖以赤散、解圣散之类，皆宜治寒疫，若施之瘟疫，则益热矣。

【校注】

① 论：原无，据本书目录补。

伤寒相似诸证十四条

雍曰：《活人书》论痰证、食积、虚烦、脚气四者，皆与伤寒相似，而实非伤寒。医者见其发热恶寒，多作伤寒治之，因兹夭横甚多，故特立此名，使览者知其非伤寒也。雍取此论而广之。

然虚烦一证，已置之前卷者。仲景言病，有本是霍乱，今是伤寒者。孙真人言伤寒后虚烦，故以霍乱、虚烦二病次于前卷痓、湿、暍之后。今独取朱氏之说，继之以疮毒、虫毒、溪水、瘴雾诸证类伤寒者，皆当辨证而后用药也。

《活人书》曰：病有憎寒发热者，恶风自汗，寸口脉浮，胸膈痞满，气上冲咽喉不得息，而头不疼，项不强者，此为有痰也。虽类伤寒，但头不疼，项不强为异，宜服柴胡半夏汤、金沸草散、大半夏汤。若气上冲咽喉不得息者，用瓜蒂散吐之。古法服瓜蒂散丸用一钱匕，药下便卧，欲吐且忍之，良久不吐，以三钱匕，汤二合和服，以手指擿[1]之，便吐，不吐复稍增之，以吐为度。若吐少病不除，明日如前法再服之，但不可令人虚也。药力过时不吐，饮热汤一升以助药力。吐讫[2]，便可食，无复余毒。若服药过多者，饮水解之。雍曰：凡吐后，须服糜粥二三日，忌生冷、油腻物。

又曰：头疼脉数，发热恶寒，而身不疼痛，左手脉平和者，食积也。虽类伤寒，而左手人迎脉平和，身不疼痛者是也。《甲乙经》云：人迎紧盛伤于寒，气口紧盛伤于食，盖气口主中，人迎主外，以此别之。伤食之证，由脾胃伏热，因食不消发热，故似伤寒。若膈实吐呕者，食在上脘，宜吐之。若心腹满，宜下之，治中汤、五积散、黑神丸，可选用也。雍曰：巢氏言，脾胃有伏热，因食不消，所以发热，状似伤寒，但身不疼，头不痛为异。

又曰：食积病，亦类时行，但发热头疼，食病当速下之，时行病当待六七日下之。

又曰：伤寒头疼身热，支节痛，大便秘，或呕逆而脚屈弱者，脚气也。伤寒只传六经，故证与脚气相似，然终不同者。孙真人云：卒起，脚屈弱不能转动者，此为异耳。其脉弦而浮者，起于风；濡而弱者，起于湿；洪而数者，起于热；迟而涩者，起于寒。风者，汗而愈；湿者，温而愈；热者，下而愈；寒者，熨而愈。脚气之病，始得不觉，由他病乃知，毒气入腹，则少腹顽痹不仁，令人吐呕，死在旦夕矣。然脚气之候，必先从脚起，或先缓弱疼痛 寒胜为痛痹，或行起忽倒，或两胫肿满，或不肿，脚膝枯细，或心中忪悸，或少腹不仁 病久入深，荣卫不荣，故为不仁，不仁者，皮肤顽木不知是也。或举体转筋，或见食吐逆，遂恶闻食气，或胸满气急，或遍体酸疼，皆脚气候，黄帝所谓缓风痹是也。顽弱名缓风，疼痛为湿风痹 痹者，闭也。闭而不仁，故名痹。宿患瘴毒，得热更增，虽形候旺盛，犹在于表，未入肠胃，不妨温而汗之；已入内者，不妨吐而下之。又本有冷，今得温瘴，虽暴壮热烦满秘塞，正须温药汗之，汗之不散，不妨寒药下之。若服利药不瘥，成黄疸；不瘥，为尸疸。病前热而后寒者，发于阳；无热而恶寒者，发于阴。发于阳者攻其外，发于阴者攻其内。一日二日，发汗必愈；三日以上，宜吐之；五日以上，当下之。雍曰:《要方》参《千金翼方》十卷，皆有方宜用。

问曰：瘴作疟何如？巢氏曰：此病生于岭南一带，山瘴之气，其状发寒热，休作有时，皆由山溪源岭瘴湿毒气故也。其病重于伤寒暑之疟，鲮鲤汤主之。此又休作无时，其初皆类伤寒也。

问曰：雾气如何?《千金》三十九卷曰：患雾气者，心内烦闷，少气，头痛项急，起则眼眩。又身微热，战掉不安，时复憎寒，心中欲吐，吐时无物者，猪清汤主之。雍曰：头痛项急，身热憎寒，皆类伤寒也。

问曰：温疟类伤寒，何如?《素问》三十三篇曰：温疟者，得之冬，中于风，寒气藏于骨髓之中，至春则阳气大发。邪气不能自出，因遇大暑，脑髓烁，肌肉消，腠理发泄，或因有所用力，邪气与汗皆出，此病藏于肾，其气先从内出之于外。雍曰：温疟始感之气，与伤寒同，及其发出之时，与伤寒异，故不为伤寒而为疟也。温疟之证，寒中三阳，所患必热，小续命汤去附子，减桂一半主之；大烦躁者，紫雪最良；大便秘者，脾约丸、神效丸、五柔丸、大三脘散、木瓜散主之。头痛身热，肢体痛而脚屈弱者，是其人素有脚气，此时发动也。脚肿者，槟榔散主之。脚气方论，《千金》、《外台》最详。大热，越婢汤、小续命汤、薏苡仁酒、脾约丸、神效丸皆要药，仍针灸为佳。用补药与汤淋洗，皆大禁也。雍曰：此其大致也。前言闭而不仁，故名痹。不仁者，痹之一证，非痹皆不仁也。脚气与痹，各详本证论之。

雍曰：凡射工毒、水毒、瘴雾、疮疡、斑豆等证，其初如伤寒，故孙真人于伤寒后附溪毒一证。溪毒即射工，今详其状类，以明其证与伤寒别，是亦疑而辨之也。

孙真人曰：江南有射工毒虫，一名短狐溪毒，一名蜮。其虫形如甲虫，无目而利耳，有一长角在口前，如弩檐临其角端，曲如上弩，以气为矢，因水势以射人。人或闻其在水中铋铋作声，要须得水没其口，便以口中毒射人。此虫畏鹅，鹅能食之。其初始证候，先恶寒，噤瘆[③]，寒热筋急，仍似伤寒，亦如中尸，便不能语，朝苏晡剧，寒热闷乱，是其证也。始得三四日，急治之，稍迟者，七日死。又曰：中人疮有三等。巢云四等。又曰：其虫小毒轻者，及相逐者，射著人影者，皆不即作疮，先病寒热。自非其地之人，不知其证，便谓伤寒，作治乖谬[④]，是以致祸。方见《千金》二十及第十卷第五卷。雍曰：巢言含沙射人影便成病，此取杜元凯[⑤]之说。又曰：中人头面尤急，腰以上去人心近，多死；腰以下小腹，不治亦死。

孙真人曰：凡山水有毒虫，人涉水之时，中人，似射工而无物。其诊法，初得之，恶寒，微似头疼。巢云：偏头痛，目眶痛，心中烦懊，四肢振掀，腰背百节皆强，两膝痛，或翕翕而热，但欲眠，旦醒暮剧，手足逆冷至肘膝。二三日腹中生虫，蚀人下部，肛中有疮，不痛不痒，令人不觉，不急治，过六七日上蚀五脏，下利不禁，良工不能治矣。水毒有阴阳，觉之，急视其下部，若有疮正赤如截肉者，为阳毒，最急；疮如鲤鱼鳞者，为阴毒，犹小缓。要皆杀人，不过二十日也。初中水毒时，当以小蒜作汤试之。方治详见《千金》。巢氏曰：东南郡县，山谷溪源有水毒病，亦名溪温，以其病与射工诊候相似，故通呼溪病[⑥]。其实有疮是射工，无疮是溪毒也。又曰：水毒有雌雄，脉洪大而数者为阳，是雄溪，易治，宜先发汗及浴；脉沉细而迟者为阴，是雌溪，难治。欲审知是中水毒者，手足指冷为是，不冷非也。又呼为（蓥）病。

巢氏曰：岭南从仲春至仲夏，行青草瘴，季夏至孟冬，行黄芒瘴。先热后寒，自余诸疟疾见本病门。

问曰：伤寒亦变疟乎?《千金》三十五卷曰：时行后变成瘴疟者，大五补汤主之。

问曰：酒病似伤寒，何如？巢氏曰：酒有毒而性尤热，饮之过多，故毒热气流溢经络，浸淫腑脏而生诸病也。或烦躁壮热而似伤寒，或洒淅恶寒有同温疟，或吐利不安，或呕逆烦闷，随脏气虚寒而生病焉。雍曰：凡痈疽病，及豌豆皰[⑦]疮之类，初证多类伤寒，各见本门，更不重出。

【校注】

① 挝（zhuā 抓）：搔，挠。

② 吐讫（qì 气）：吐完后。讫，完结，终了。

③ 瘆：使人害怕。

④ 乖谬：错误。

⑤ 杜元凯：西晋大臣，著名学者。著有《春秋左氏经传集解》。

⑥ 溪病：古病名。指水毒病。多发于山谷溪源地区。

⑦ 皰（pào 炮）：同“疱”。

卷十九

妇人伤寒证[①]十八条

问曰：妇人伤寒何如?《活人书》曰：男子调其气，妇人调其血。血室不蓄，则二气和谐；血气凝结，则水火相刑。伤寒气口紧盛则宜下，人迎紧盛则宜汗。妇人左关脉浮紧，不可下，当发其汗，以救血室，荣卫得和，津液自通，浃[②]然汗出而解。

问曰：热入血室何如?《活人书》曰：仲景云：妇人伤寒，经水适断，昼日明了，暮则谵语，如见鬼状，此为热入血室。无犯胃气及上二焦。无犯胃气者，言不可下也，小柴胡汤主之。若行汤迟，则热入胃，令津液枯燥中焦，上焦不荣，成血结胸状，须当针期门。

问曰：谵语即下证，而前证不可下，何也?《活人书》曰：伤寒胃实谵语，则宜下；妇人热入血室谵语，不可下也。

问曰：犯胃气者何如?《活人书》曰：五行相克以生，相扶以出。平居之日，水常养木，水木相生，则荣养血室，血室不蓄，则脾无蕴积，脾无蕴积，则刚燥不生。若犯胃气，则昼夜谵语，喜忘，小腹满，小便利者，属抵当汤。

问曰：妇人先调血，男子先调气，何如?《活人书》曰：此大略之言耳。要之脉紧无汗为伤寒，脉缓有汗为伤风，热病脉洪大，中暑脉细弱，其证一也。假如中暍者用白虎，胃实用承气，岂必调血而后行汤哉！仲景伤寒所以不分妇人，良亦由此，学人皆可随病，于男子药证中以意选用也。

《活人书》曰：妇人伤寒，发热恶寒，四肢拘急，口燥舌干，经脉凝滞，不得往来，宜桂枝红花汤。

又曰：妇人伤寒，口燥咽干，腹满，不思饮食，宜黄芩芍药汤。

又曰：妇人伤寒，喘息烦躁，或战而作寒，阴阳俱虚，不可下，宜柴胡当归汤。

又曰：妇人伤寒，经脉方来初断，寒热如疟，狂言见鬼，宜干姜柴胡汤。

又曰：妇人伤寒，血结胸膈，揉而痛不可近，海蛤散。

朱氏又言：妇人血结胸证，法当刺期门，仲景无药，此方疑非仲景意。又云：妇人伤寒发热，经水适来，昼日明了，暮则谵语，如见鬼状者，此为热入血室。无犯胃气及上二焦，宜小柴胡汤。

又曰：妇人伤寒七八日，续得寒热，发作有时，经水适断，此为热入血室。其血必结，故使如疟状，宜小柴胡汤。

又曰：妇人伤寒，发热恶寒，经水适来，得之七八日，热除，脉迟身凉和，胸胁下满，如结胸状，谵语者，此为热入血室也。当刺期门，随其实而取之。

又曰：妇人伤寒六七日，胃[3]中有燥粪，大便难，烦躁谵语，目赤，毒气闭塞不得通，宜三黄泻心汤。原本是泻心三黄汤。

又曰：妇人伤寒，差后，犹有余热不去，谓之遗热，宜干地黄汤。

又曰：妇人伤寒未平复，因交合，里急，腰胯连腹内痛，名阴阳易，宜烧裩散。

又曰：妇人病未平复，因有所动，致热气上冲胸，手足拘急搐搦，如中风状，宜青竹茹汤。

又曰：妇人病未平复，因有所动，小腹急痛，腰胯痛，四肢不任，举动无力，发热者，宜当归白术汤。

【校注】

① 证：原无，据本书目录补。

② 浃（jiā 加）：湿透，如汗流浃背。

③ 胃：《灵枢·本输篇》云“大肠小肠皆属于胃”。

妊娠[1]伤寒证[2]三十三条

《活人书》曰：妊妇伤寒，仲景无治法，用药宜有避忌，不可与寻常妇人一概论治也。

又曰：妇人妊娠伤寒，药性须凉，切不可行桂枝、半夏、桃仁等药，小柴胡去半夏，名黄龙汤，盖为妊妇而去也。大抵产前先安胎，产后先补血，次服伤寒药。若病稍退则止药，不可尽剂，此为大法。黄帝问：妇人重身，毒之何如？岐伯曰：有故无殒，亦无殒也。大积大聚，其可犯也，衰其大半而止，过者死。

《千金方》治妊娠伤寒，头痛壮热，肢节烦疼，石膏前胡汤七味。

又治妊娠伤寒，头疼壮热，心烦呕吐，不可食，生芦根汤四味。

又治妊娠伤寒，服汤后，头疼壮热不歇，宜用竹叶石膏汤拭其身。

又治妊娠热病，葱白五两、豉一升，煮服取汗。

又曰：大热烦闷者，葛根汁二升，分三服，如人行五里，进一服。

《活人书》：妊妇伤寒，安胎，宜阿胶散，又宜白术散。

庞氏曰：妊妇时气，欲令子不落，宜用护胎伏龙肝散。伏龙肝为末，水调敷脐中，干即易之，疾差乃止。

又曰：妊娠伤寒，内热极甚，令不伤胎，宜取鸡子，以绢袋贮，投井底，浸令极冷，旋破吞六七枚佳。

又曰：妊娠伤寒，大热甚，胎不安者，宜用阿胶末一钱半，竹沥调下。如无竹沥，用小麦、竹叶煎汤调下。

又曰：妊娠伤寒，服汗、下诸药，热已退，其间与此药安胎，宜服人参黄芪汤。

《活人书》曰：妊娠伤寒，憎寒发热，发其汗，宜葱白汤。以葱白、生姜同煎，连服取汗。

又曰：妊娠伤寒，头疼壮热，肢节痛疼，宜服前胡汤。《千金方》

又曰：妊娠伤寒，或时行，洒淅作寒，振慄而悸，或加哕，宜苏木汤。雍曰：苏木大破血，更宜参究避之。

又曰：妊娠伤寒，头疼，默默不欲饮食，胁下痛，呕逆，痰气，及产后伤风，热入胞宫，寒热如疟，并经水适来适断，病后劳复，余热不解，宜黄龙汤。

又曰：妊娠伤寒，头疼恶寒，身热躁闷，四肢疼痛，项背拘急，唇口干燥，宜柴胡石膏汤。

又曰：妊妇伤寒，四日至六日已来，加心腹胀，上气，渴不止，饮食不多，腰疼体重，宜三物枳实汤。

又曰：妊妇伤寒，头目疼，壮热心烦，宜旋覆花汤。

又曰：妊娠伤寒，壮热，呕逆，头疼，不思饮食，胎气不安，宜麦冬汤。

又曰：妊妇发斑，变为黑色，宜栀子大青汤。

庞氏曰：妊娠伤寒，腹胀大便不通，喘急，宜牵牛散。卷十五

《活人书》曰：妇人产后伤风，十数日不解，头微痛，恶寒，时时有热，心下坚，干呕汗出，宜阳旦汤。

又曰：妇人产后伤风，发热面赤，喘而头疼，竹叶防风汤。

又曰：妇人蓐[③]中伤风，四肢苦烦热，头疼，与小柴胡汤；头不疼但烦，与三物黄芩汤。

庞氏曰：妊娠热病，胎死腹中，用鹿角屑一两，水一碗，葱白五茎，豉半合，煎六分，去滓，温作二服。又方：益母[④]绞汁，饮半升，即出。

又曰：伤寒小产，恶露不行，腹胀，满闷欲死，宜大黄桃仁[⑤]汤。

又曰：小产后，恶露被热蒸断不行，宜地黄饮。生地黄、藕汁各一碗，生姜汁一盏，和匀温服，分作三四次服。微有寒者，煎二十沸，服亦下死胎。

又曰：伤寒产后，血晕欲绝，宜红花散。

又曰：凡伤寒小产，夏月宜少用醋炭，多有烦闷晕死者。雍曰：寒月用炭多。

又曰：伤寒产后，恶血冲心，闷乱口干，生姜小便饮子。生地黄汁、藕汁、小便各一盏，和匀，煎二三沸，分三服。

又曰：伤寒产后，恶露为热搏不下，烦闷胀喘狂言者，抵当汤及桃仁承气汤主之。

又曰：伤寒小产，烦闷，大燥渴，石膏汤主之。

【校注】

① 妊娠：原作“妊妇”，据本书目录改。

② 证：原无，据本书目录补。

③ 蓐（rù 入）：草垫子。妇女临产谓之坐蓐。

④ 益母：即益母草，

⑤ 仁：原作“人”，据豫医双璧本改。

小儿伤寒证[1]十九条

《千金方》论曰：小儿未能涉冒霜雪，乃不病伤寒也。然天行非节之气，其亦得之。有如行瘟之年，小儿出腹患斑者，治其时行节度，故如大人之法，但用药分剂少异，药少冷耳。

又曰：治小儿未满百日，伤寒鼻衄，身热呕逆，麦冬汤。

又曰：治少小伤寒，芍药四物解肌汤。

又曰：治少小伤寒，发热咳嗽，头面热者，麻黄汤。《活人书》减桂半两，加石膏，名石膏麻桂汤。

又曰：治小儿伤寒，以葛根汁、淡竹沥各六合，二味相和，二三岁儿分三服，百日儿酌服。不宜生，煮服佳。

又曰：治小儿时气，枇杷叶三两，捣，以水五升，煮十沸，取汁，日五六遍淋之。若复发热，烧雄鼠屎二三枚，用水调服之。

又曰：治小儿伤寒久不除，差后复剧，瘦瘠骨立，五味子汤。

又曰：治少小伤寒，宜莽草汤。浴[②]之避眼与阴。

又曰：小儿伤寒发黄者，捣土瓜根汁三合服之。又曰：捣青麦汁服之。又曰：捣韭根汁澄清，滴儿鼻中如大豆许，即出黄水差。

又曰：小豆二七粒，瓜蒂二七枚，糯米四十粒，以少许吹鼻中。

《活人书》论小儿伤寒曰：治法与大人同，但小分剂，药性差凉耳。寻常风壅发热，痰嗽烦渴，惺惺散主之。咽喉不利，痰实咳嗽，鼠粘子汤主之。头额身体温热，大便黄赤，腹中有热，四顺散、连翘散、三黄丸主之。头额身体温热，大便白而酸臭者，胃中有食积，双丸主之。小儿无异疾，惟饮食过度，不能自节，心腹胀满，身热头疼，双丸悉主之。小儿身体潮热，头目碎痛，心烦神躁，小便赤，大便燥，此热剧也，洗心散、调胃承气汤主之。头疼发热，偎人畏寒者，此伤寒证也，升麻汤主之。无汗者，麻黄黄芩汤；有汗者，升麻黄芩汤，皆要药也。小儿寻常不可过，当服凉药，胃冷虫动，其证与惊相类，医者不能辨，往往复进惊药，如脑、麝之类，遂发吐，胃虚而成慢惊者多矣。小儿须有热证，方可疏转。仍忌用丸子药利之，以大黄、川芎等（㕮）咀，作汤液，以荡涤蕴热。盖丸子巴豆，可攻食积耳。雍曰：此证不止小儿伤寒证，亦多及余病，故详录之。

又曰：治小儿风热，及伤寒时气，疮疹发热，宜惺惺散。

又曰：治伤寒中风，头痛，憎寒壮热，肢节痛，发热恶寒，鼻干不得睡，兼治小儿大人疮疹已发未发，皆可服。皆治寒暄不时，人多疾疫，乍暖脱著，及暴热之次，忽变阴寒，身体疼痛，沉重如石者，升麻汤主之。

又曰：治胸中客热，口、舌、咽中生疮，赤眼，目睑重不欲开，疮疹已发未发，宜服甘露饮子。又曰：洗心散通治麸豆疮，时行瘟疫，狂语多渴者。又曰：连翘饮子治小儿一切热。又曰：解大人小儿膈热，退壅盛，凉心经，宜四顺散。又曰：治小儿伤寒，发热咳嗽，头面热者，宜石膏麻桂汤。《千金》名麻黄汤。

庞氏曰：小儿伤寒，发热自汗，多啼，宜葛根芍药汤。又曰：小儿伤寒不解，发惊，妄言语，狂躁潮热，钩藤大黄汤。

又曰：小儿伤寒，结胸，其项强眼翻，弄舌搐搦，如发痫状，久则哽气，但啼声不出，医亦多作惊风治之。其脉浮滑，试以指按心下，则痛而啼，宜半夏黄连瓜蒌汤。斟酌大小服之，当出黄涎，便差。

又曰：小儿伤寒，始日壮热不除，被汤丸下后，其证一如前结胸状，但啼声不出，医又以惊风治之，多服凉药无验。此由误下后，毒气结在心胸，内热吐涎，涎裹药，不能宣行所致，宜服荡涎散。取下黑黄涎，犹包裹诸药，啼声一出即安。雍曰：此因初误下后，凉药不宣通，方服荡涎散。

又曰：小儿伤寒，蒸起风热发痫，手足搐搦而不省，蛇皮汤。

又曰：小儿伤寒，胃中有热，烦闷不食，至日晚潮热，颊赤，躁乱呕吐，芦根汤。又曰：小儿伤寒后，盗汗，体热，咽干，犀角黄芪汤。

【校注】

① 证：原无，据本书目录补。

② 浴：原作“治”，据《千金要方》卷五上改。

小儿疮疹上四十七条

《外台》曰:《肘后》言比岁有病，天下发斑疮，头面及身，须臾周遍，状如火疮，皆戴白浆，随决[①]随生，不即疗，剧者数日必死。疗得差后，疮瘢紫黯，弥岁方减，此恶毒之气也。世人云：建武[②]中，于南阳击虏所得，乃呼为虏疮。诸家参详，作疗用之有效方，取好蜜，通身摩疮上，或以蜜煎升麻，数数拭之，亦佳。

又曰：永徽四年[③]，此疮从西域东流于海内，但煮葵叶、蒜齑啖之，则止；鲜羊血入口亦止。初患急食作菜，嗄饭亦得[④]。巢氏曰：表虚里实，热毒内盛，攻于脏腑，余气流于肌肉，遂于皮肤毛孔之中，结成此疮。重者匝遍其身，状如火疮。若根赤头白则毒轻，若紫色则毒重。其疮如豌豆，亦曰豌豆疮，脉洪数者，是其候也。

《活人书》曰：小儿疮疹与伤寒相类，头痛，身热，足冷，脉数，疑似之间，只与升麻汤丸。缘升麻解肌，兼治疮子，已发未发，皆可服。但不可疏转，此为大戒。伤寒身热，固不可下，疮疹发热在表，尤不可转也。世人不学，乃云：初觉以药利之，宣其毒也，误已。又云：疮豆已出，不可疏转，出得已定，或脓血大盛，即用疏利。亦非也。大抵疮证皆不可下。小儿身热，耳冷，尻冷，咳嗽，辄用利药，则毒气入里杀人，但与化毒汤、甘草木通汤、鼠粘子汤；出得太盛，则用犀角地黄汤解之；若疮出不快，烦躁不得眠者，水解散、麻黄黄芩汤、升麻黄芩汤、活血散主之。疮黑倒靥[⑤]，猪尾膏、无比散、龙脑膏子，无不验也；若热毒攻咽喉痛，如圣汤；疮毒入眼，决明散、拨云散、密蒙花散、通圣散、蛤粉散主之。治疮疹之法，无出此矣。

庞氏曰：天下豌豆疮，自汉魏以前，经方家不载，或云建武中南阳征虏所得，俗呼虏疮。其后名医虽论发斑候，是发汗吐下后，热毒不散，表虚里实，热气凑于外，故身体发斑。又说豌豆疱疮，表虚里实，一如发斑之理。别云[6]：热毒内盛，攻于脏腑，余气流于肌肉，遂于皮肤毛孔中，结成此疮。既是里实，热毒内盛，则欲发未发，疮斑未见，皆宜下之。疮已差，则再下之。此病有二种，一则发斑，俗谓之麻子，其毒犹轻；二则豌豆，其毒最重，多是冬温所变。凡觉冬间有非节之暖，疮毒未发，即如法下之，次第服预防之药，则毒气内消，不得作矣。有不因冬暖，四时自行者，亦如法下之。古方虽有治法，而不详备。疑当时热毒不甚，鲜有死者。近岁此疾，岁岁未尝无也，甚者夭枉十有五六，虽则毒气内坏不治，因医为咎，又大半矣。若身痛壮热头疼，不与小汗，何由表散？大腑久秘，毒攻腰胁，或心腹胀满，不与微利，何由释去？故当消息汗下，然则寒药固不当行，温药反增热毒，若势太甚，脉候洪数，凉性之药，不阻表里气者，亦可通用；若寒气阻滞，脉候浮迟，则温性之药，不阻表里气者，可冀冰释。云不可汗下寒热之药，只可紫草一味者，乃滞隅之流[7]，只是遭遇轻疾，以自差为功，若值重病，则拱手待毙也。世有权贵自信，不任医师，忌冷热汗下，病或不救，则责医者谬误，斯又可为伤叹。小儿多染此患，故此方多用小汤剂，大人宜倍用之。《活人书》小儿、大人疮疹，已发未发，皆宜服升麻汤。

又曰：伤寒温病，应发汗而不发汗，内有瘀血者；及鼻衄吐血不尽，内有余瘀血，面黄大便黑者，并宜犀角地黄汤，以消化瘀血。及疮疹出得太盛，亦以此汤解之。

又曰：天行热毒，生豌豆疮，出不快，益烦躁昏愦，或虽出，身体尚热者，宜麻黄黄芩汤，以发其表。无汗者，宜用之，有汗者非。

又曰：小儿时行，疮豆出不快，烦躁不眠者，宜升麻黄芩汤，加木香一钱半以杀其毒，有汗者尤宜服。

又曰：小儿疮豆，已出未出，并宜服化毒汤、紫草木通汤。

又曰：豆疮欲出，未透皮肤，热气攻咽喉，眼赤心烦，宜鼠粘子汤。

又曰：天行头痛，壮热一日二日，及疮疱未出，烦躁，或虽少，身体尚发热者，用冰解散去大黄、芍药，止用四味。

又曰：疮子不出，宜活血散，以白芍一钱，温热水调下。

又曰：疮子倒靥，宜猪尾膏。小猪儿尾，铁刀刺血一两，入生龙脑少许同研，和水调下。

又曰：疹疮有一切恶候及黑陷，并宜服无比散，取下恶物便安。

又曰：豌豆疮出未透，心烦狂躁，气喘妄语，或见鬼神，或已发而陷伏，皆宜速治，宜龙脑膏子。

又曰：痘疮入眼生翳，有决明散、拨云散、密蒙花散、通圣散、蛤粉散，皆宜择而用之。

庞氏曰：温毒发斑，大疫难救，兼治豌豆疮不出，宜地黄膏。

又曰：天行发斑疮，须臾遍身，皆戴白浆，皆恶物也。

又曰：凡觉冬温，将来春夏必发斑豆，小儿辈于冬暖时，预服漏芦汤下之。下后，逐日空心饮甘草汁，直候腹疼乃止。或下后饮羊血一盏，则不发。

雍曰：冬温时，小儿逐日宜服鼠粘子汤，则斑豆、喉痹、赤目、口疮皆不发。下后，煎甘草黑豆竹叶汤亦好。三晋人不用黑豆，用槐豆尤胜。羊血，当依《外台》法，若下后服之，非宜。

又曰：时行豌豆疮，以槿皮二两，细切，水一升，煮半升，去渣，分服之。此晋王中令方也。

又曰：初得病，便惊狂不眠，浑身热，汗出，问之身不憎寒，亦不恶风，其脉如数，以漏芦根汤下之；甚数者，以大承气汤下之。疮豆、伤寒亦然。

又曰：小儿时行疮豆，恐相传染，先服漏芦汤下之。本治热毒、痈疽、赤白、诸丹毒、疮疖。雍曰：今依朱氏法，但存其说。

又曰：疮豆毒气不出，烦闷，热毒气攻腰或胁腹，疼不可忍，大便不通，五杏汤主之。

又曰：热气在表，已发汗未解，或吐下后，热毒不散，烦躁谵语，此为表虚里实。热气燥于外，故身发斑如锦文。或不因汗下，始得病一日二日便发，皆由温疫热毒气使然。甚则发豌豆疮，其色白或赤，发于皮肤，头作浆，戴白脓者，其毒则轻；其紫黑色者作根，隐隐在肌肉里，其毒则甚，十死一生。甚者五内七窍皆有疮形，如豌豆，故以名焉。脉洪数者，是其候也。雍曰：疮靥则有紫黑色，初生者皆赤根白头。

又曰：天行热毒未解，欲生豌豆，发热疼痛，宜解肌发汗，葛根石膏汤。

又曰：斑豆始有白疱，忽搐入腹，渐作紫黑色，有脓，日夜啼叫烦乱，宜郁金散。

又曰：此疾小便涩，有血者，中坏也。疮黑靥无脓，十死不治。斑豆烦喘，小便不利，鳖甲汤；定烦喘，竹沥饮子；又定烦喘，麻黄甘草汤。

又曰：常行豆疮，紫草汤最良。患其服之太少，不能中病，但多槌切好紫草以沃之，候温去渣服。紫草半升，汤一升为准。

又曰：疮出不快，碎红花子一合，水半升，煎百沸，去渣服。

又曰：斑豆已出，不可发表，更增斑烂，以虚故也。

又曰：疮出不快，表里不解，烦喘，大便闭，气攻腹满，宜犀角升麻汤。

又曰：斑豆，服凉药太过，咳嗽，手足冷，脉迟，甘草干姜汤。

又曰：疮豆已出定，芒硝、猪胆汁和研匀涂之，勿动，痂落无痕，仍卧黄土末上良。

又曰：天行豆疮，预服三豆饮则不发。

又曰：疮豆发斑，下利赤黄，或脓血，遍身发热，宜栀子薤豉汤。八卷

雍曰：庞氏、钱氏[8]诸方，如《活人书》有缺药证及用之不应者，则取之。

钱氏曰：凡小儿面燥囟赤，目亦赤，呵欠烦闷，乍凉乍热，咳嗽喷嚏，足稍冷，夜卧惊悸多眠，并疮疹证，惟用温凉药治之。

又曰：小儿在胎，食五脏血秽，生下，则其毒当出，故疮疹之状，皆如五脏之液。雍曰：世医言初年不出，至老亦出，此说不经见，庞氏亦无是说，第俚俗有此言，恐钱、朱未能免俗也。

又曰：发热、潮热三日以上，热入皮肤，即发疮疹，而不甚咳者，热留肤腠之间故也。

又曰：疮疹尻凉者，顺候也。若疮黑陷，耳、尻反热者，逆也。用牛李膏、百祥丸，多至三服。若不愈者，死病也。

又曰：凡疮疹一发便出尽者，必重。疮夹疹出者，半轻半重也。出希者轻；里外肥红者轻；外黑里赤者微重；外白里黑大重；疮端里黑点如针孔者，势剧也。青干紫陷，昏睡，汗出不止，烦躁热渴，腹满啼喘，大小便不通者，困也。凡疮当令乳母忌口，不可令小儿饥，及受风冷，必变紫黑，难治。

又曰：有大热者，宜利小便；有小热者，宜解毒。若黑紫干陷者，百祥丸下之；不黑者，切不可下。

又曰：疮疹更看时月逆顺，大抵属阳，故春夏病为顺，秋冬病为逆。

又曰：春脓泡，夏黑陷，秋斑子，冬疹子，亦不为顺。雍谓钱氏大抵拘于脏，谓脓泡为肺金，黑陷为肾水，斑子为心火，疹子为脾土，皆克四时，故不为顺也。然则黑陷者，何时不为逆也？

又曰：重病犹十活四五，黑者无问何时，十难救一。其候或寒战噤牙，或身黄肿紫，宜急以百祥丸下之。复恶寒不已，身冷汗出，耳轮反热者，死病也。下后身热气温，欲饮水者，可治之，宜解毒，不宜妄下。若能食而痂头焦起，或未焦而喘实者，可下之。雍曰：平时医者有候疮痂头焦而下者，云欲下余热，不作疱痈也。若证中果见有余热，及疮后脉不衰，信可下。若证无余热，脉已衰弱，则如何敢下。疮后儿已虚，又下则重虚之，非惟将息不起，又因虚别成大病，脏腑脆弱，故病未已，新病复加，则难治，不可不慎也。但当解余热。

又曰：身热烦渴，腹满如喘，大小便涩而赤，闷乱大吐，此当利小便。不差者，宣风散下之。若六七日痂未焦，是内发热，热气蒸皮肤，故不得痂焦也，宣风散导之，磨生犀角解之。

又曰：若疮入腹为脓血，及连痂皮得出者，脾气实也，出则安。若泻米谷及乳不化者，是脾虚自泻也，必难治。

【校注】

① 决：溃破。

② 建武：东汉光武帝年号，公元25—55年。

③ 永徽四年：永徽，唐高宗李治年号。永徽四年即公元653年。

④ 初患急食作菜，嗄饭亦得：上科本与北卫本无此句。

⑤ 倒靥（yè 夜）：病证名。指痘疮不能结痂。

⑥ 云：原作“之”，据《伤寒总病论》改。

⑦ 滞隅之流：指固执偏见的人。滞，滞留，不通；隅，角落。

⑧ 钱氏：即钱乙，宋代著名医学家，著《小儿药证直诀》。

卷二十

小儿疮疹下十八条

雍论曰：朱氏作《活人书》，亦多取蕲水庞安常之说，至论疮泡，则二家之说如冰炭。朱氏谓疮疹首尾皆不可下；庞氏谓未发欲发，疮斑未见，皆宜下之，疮已差而再下之。何其一说相戾如此？雍曰：考汉魏医方无所见，至东晋王珉[①]，始有治时行热恶毒疮方，隋巢元方始有疫疠疱疮论候，其言皆不甚详。此大疾也，杀人不异伤寒，何其轻易简略如此？故庞氏疑当时热毒未甚，鲜有死者。雍谓不然。上古岐黄之时，其病尚与今日无异，安有中古反不同也？王中令既以属时行，巢氏又以为疫病，则此疾当详见于时行疫病中，今亡矣。伤寒以仲景论，故存得详备，时行瘟疫以无仲景治法，故后世之说不得同。仲景《金匮玉函》之书，千百不存一二，安知时行疫疾不亡逸于其间乎？然疮疹舍庞氏、朱氏二家，则别无可取之论。雍疑其相反，无所适从。尝闻先兄子若曰：朱氏之论，后世不可易之常道也，此法当独得于朱氏。雍曰：然则庞氏之言失乎？兄曰：医道精微，言所不能尽述，使医之明如庞氏，则可用庞氏之法。不然，则一从朱氏，虽不肖者，亦可跂而及也。闻此方释然。又有东平钱乙仲阳，以治小儿名家，及论疮疹，亦稍支离，滞于五脏五色，究其说，终不出于二氏之门。然仲阳老于医，论证用药，有可取者，故系于朱、庞二氏之后。

雍曰:《活人书》［下原文缺］　病人肌肉发斑（下原文缺］

疮疹始是温毒［下原文缺］　　伤寒［下原文缺］

初言止此，不比其他，亦未尝言斑疹，岂言之而亡逸欤。故医家所论温毒等证，多非仲景言，时行温疫，至今未详者详此。或谓疮疹与伤寒相类，谓其头痛、壮热之类同也，非谓所感之同也。仲景曰:其冬有非节之暖，名曰冬温，冬温之毒，与伤寒大异。故庞氏曰:凡觉冬间有非节之暖，疮毒未发，即如法下之，则庞氏亦以为冬温之毒矣。然如朱氏二家论证，皆如温毒，而不欲明言者，以仲景无正说故也。以雍观之，疮疹即温毒之一。晋人既名为时行，热毒疮，即温毒疮矣，又何疑为？其感疾本与伤寒同，皆感于冬，藏于肌肤，至春而发，是其同也。而仲景言与大异者，伤寒感至寒之气，温毒感冬温之气，是其所以为异也。然有成疮疹者，亦有不成疮疹者，总其名，皆谓之温毒也。雍谓感冬温非节之暖，藏于皮肤之中，至春夏而其毒发，郁积之盛，熏炮肌骨已久，一旦发出于外，必皆溃烂为疮而后已，不但能为一汗而已。然温毒成疮有数种，曰脓胞，又名豌豆疮；曰水疱，又名麻子疮；曰麸疮，亦名麸疹。又有瘾疹斑烂，皆其类。其轻者，世俗以其形象名之，本其所感深重为脓胞。《千金》之后，名曰豌豆疮，次者为水疱，轻者为麸疮。脓胞生七日方长，贯脓成痂，然后愈。其日未满而干者，谓之倒靥[②]也。水疱生数日，圆满水出则愈。麸疮随出则焦，他处再出再焦，如是遍及其身。三者皆忌倒靥，大者倒靥则色紫，甚则脓血欲干，故变黑。有黑者一二日尚可以药再发，黑者多则难药已。水疱疮水如铃，倒靥则色干不明。麸疮才出多，忽不见，是倒靥也，虽麸疮倒靥，亦能杀人。以温毒之气，复入五内也，非感温毒之气，因时行暴发者，多不杀人。故疮家畏风畏寒，畏涂凉水凉药，大畏下。皆恐毒气倒靥于内，当欲谨避风处。若时尚寒，则难出表，虽温不可太暖，不可服热药。朱氏所云：但服升麻汤者，最为要法。疹病多暴感，非冬温之气所成，病甚轻，不成疮，但作瘾疹。起有赤白二种，世俗所谓风尸者，是也，须服药，亦可涂治，虽无倒靥之患，亦有毒气入腹之忧，《千金》小儿泽兰汤，即其药也。又有一种斑发如描画，遍身灿烂如锦文者，又如火丹发，虽无瘾疹，起亦如瘾疹，内外治之，色淡则愈。伤寒发斑见本文。

雍论曰：诸家论疮疹可下、不可下，世人不能无惑。雍详二法本于伤寒，伤寒冬感至寒之气，藏于肌肤骨髓之中，为腠理闭密不得出，至春腠理开疏而后发于表。医者发表中病，则从经为汗而出于表，发不当，或遇毒气甚重，则不能出。因传阴经，遂入于里，至里无可发之理，候其入胃，则下之。五脏之毒，其根在胃，根去则诸脏之毒随去。若有余毒在里，表未能入，间值胃中毒根已下，则在表之毒，如断根之蓬，随其所在，作汗而出矣。故伤寒有汗而愈，有下而愈。下者亦必先泄，后作汗而愈也。疮疱之家，本无汗、下证，其初冬感于非节之温气，藏于肌骨，时方外寒，腠理闭密不得出，至春腠理开疏而发，其藏于肤腠者，发为麸疮；藏于肌肉者，发为麻子疮；藏于骨髓者，发为豌豆疮。既发为疮，则无发汗之理，惟用解肌药以托之，庶其易出也。毒气既作疮而出，不复入里，亦如伤寒大汗之后，不入阴经，自无可下之毒，故治伤寒之法，惟在汗下，而疮疱之家，无汗、下也。然诸家有言下者，亦有三说：其一，方盛冬感非节之温气，腠理闭密不得出之时，其毒气无所宣泄，不过上攻头目胸膈，必头热眼赤，口疮喉闭。若见其证，预先下之，则温毒尽去，至春夏不复作疮皰矣，此一可下之时也。庞氏所云：凡觉冬间有非节之暖，疮毒未发欲发时，即如法下之，次第服预防之药，则毒气内消，无使入里永不可出，必毙而后已，此一可下之时也。其二则疮疱黑陷倒靥，是大恶候。轻者犹可用药再发，发之不出，是疮毒入深，不能再至表，因而深入，急下之，则可活矣。是十死一生之候，不得已而下，他无救之之术，此二可下之时也。其三，疮疱既愈，余毒不已，发为大痈。既溃出脓血，又别发痈，相续不已，世谓之皰痈，必解利之而后已。是时病人疮方愈，未得食力，气血虚羸，下之甚危道主。藉医者斟酌用药，然不下则毙，亦不得也，此三可下之时也。舍是三者，皆不可下矣。朱氏云：小儿疏转，切忌用丸子药，当以大黄、川芎等分，㕮咀[3]作汤液，以荡涤蕴热，此说甚良。雍谓宜加甘草，大黄倍之，此常器之所用也。盛冬初感未发之时，宜用此汤。及作疱痈之后，亦宜用此，但少加剂，未效，再服之。惟疮作黑陷倒靥，发之不出者，须朱氏无比散、及钱氏百祥丸。前所言大黄、川芎药，亦不可用也。此病原不见于仲景，故无定论，不免详言之，庶无惑焉。

雍曰：东晋中书令王珉，有《伤寒身验方》云：檯桦木皮浓汁冷饮，主伤寒时行热毒疮特良。此即今之豌豆疮，当时谓之时行热毒疮也。故庞氏方中，载桦皮饮子者本之此。至巢氏论疫疠疱疮候曰：热毒盛则生豌豆疮，周匝遍身，状如火疮。色赤头白者毒轻，色黑紫黯者毒重，亦名为登豆，此即热毒疮。至巢氏而后，有皰疮、豌豆之名，至今呼之。以二者考之，则疮谓为温毒疮不谬也。凡冬感于寒，纵其病热甚极，不过为斑为黄，终不成疮。惟感冬温非节之暖者则成疮，故庞、朱皆言温毒之为疮，而王中令、巢氏皆以热疮为时行，为疫病。诸家虽异同，其实一也。

雍曰：余家值小儿将作疮疹，未辨伤寒时行，即依朱氏法，先服升麻葛根汤，服之疮未出，而恶风发热，头痛，诸证不罢者，即是药性缓，次日更兼败毒散服之。若是疮子，一夕便出，或不成疮，亦以汗解，仍能解疮毒，重者便轻，屡验。

又曰：疮疹变出恶证者，多是豌豆，以其毒气盛故也。其他唯服药有误，则有恶证，不误服药者，无恶证也。

又曰：麸疹虽不成疮，亦头焦皮起，如麸片然。若瘾疹则暴发，初无表证，亦不退皮，愈后便消，故世谓疹子为麸疮。其毒虽轻，若误服凉药，则盛出之际，一夕忽不见，便是倒靥，毒气入里，亦能杀人，以牛李膏发之。

又曰：贫下之家养小儿，素无暖衣衾[④]，亦无酒肉滋味，至其感病，止是时行所感，候其气散，即便安愈。豪贵之家，温燠太过，饮食无度，既感时行之气，人事又为之助，是两毒相攻，所以多生异证。遇冬温时，小儿午间常服牛蒡消毒饮甚好。

又曰：疮疹大畏[⑤]大小便不快[⑥]，恶证便生，急须通之，用牛李膏通大便，麝香膏通小便，大妙。

又曰：钱氏所谓五七日痂不焦，以内热蒸皮中，此只是毒气未尽，亦不须宣风散，但服牛李膏。

又曰：牛李膏亦是旧方，不止钱氏用，正是疮疹本药。如宣风散是外来，借功自不同，所以贵牛李膏者，以出未快者，可以出之；多者可以解之；在表者，可因而越之；在里者，可引而竭之。是疮疹八面可用之药，故凡疮疹，皆先服之。

又曰：牛李膏奇处，正在能分毒气。在表者使出，在里使下，表里并用，两不为妨，同时供应，毒势已衰。诸药皆无是之妙，天生神物为人用，非止此一物，第人未能尽知之耳。

又曰：疮疹初发，固不必用牛李膏，才见出得稠密，或大小便不快、或出不快、烦闷渴甚者，便与服之。牛李二种，稍大而黑紫者奇，微小而深黑者劣。微小者，即早李也，本草共为一物。

又曰：凡豌豆疮根边色红活，疮颗圆满如珠者，大好。初生亦未便圆，日渐长也，疮根色红淡，疮颗不圆好，便当表发，仍频看觑[⑦]。雍有一孙四五岁，患此已数日，背上疮盛，而根色淡而不红活，疮颗已半平半陷，间有紫黑色者，急与牛李膏二服，不见色回，再取猪尾血滴研龙脑，水调服，时已日暮，少顷，灯下视之，疮根复红活如初，次早陷疮皆起，累日再长，圆满焦痂而愈。但病身中痛异常，手不可触，病后羸极，如两次伤寒也。是岁一房同时患者，皆毒重稠密烦渴，皆用牛李膏下黑涎而愈。

又曰：牛李膏之上，惟猪尾膏奇，但猪尾膏非恶候不用，不若牛李膏可常用。虽恶候未出，使见热盛，便先解之，猪尾膏如无龙脑，即用麝香，麝香大通小便，小便快则毒自衰，曾用之验。

又曰：恶候，二膏不效，方可下。雍尝见一病，医者用无比散下之，立愈。惟百祥丸不亲见用之者。雍以多用前二膏，故未尝至于用大下药。

又曰：《活人》等书诸方，如升麻汤，固必先用，疮出不快，烦躁不眠者，用升麻汤、黄芩加木香汤；毒攻咽喉心烦者，用牛蒡子汤；咽喉肿者，如圣汤、牛李膏、猪尾膏；疮毒入眼成翳者，用通圣干柿。皆亲经用，殊效。

又曰：疮毒好攻人眼目，须预防之，方感此患，便以蝉退去土，入热水放冷，乘温日饮，至疾愈，毒气永不入眼，温冷任服，甚验。

【校注】

① 王珉：晋代医学家，著有《伤寒身验方》。

② 倒靥（yè 夜）：病证名。指痘疮不能结痂。

③ 㕮咀：古以咀嚼代切药之法。即将药物碎成小块。

④ 衣衾：衣被。

⑤ 大畏：禁忌。

⑥ 不快：不通利。

⑦ 觑（qū 区）：看，偷看，窥探。此指多观察。

斑疮瘾疹辨[①]一条

雍曰：世医论斑、瘾疹，不甚详明，虽庞、朱二氏亦然。朱氏曰：初春病人肌肉斑烂、瘾疹如锦文者，温毒也。庞氏之言亦然。朱氏曰：发斑有二证，有热病发斑，温毒发斑，温毒如上所言是也。热病发斑者，朱氏曰：或未发汗、或已经汗下，而热毒不散，所以发斑疮，瘾疹如锦文，俗云麸疮，《素问》谓之胗[②]，此误也。雍谓斑与疮疱及瘾疹，实是三种。伤寒热病发斑，谓之斑，其形如丹砂小点，终不成疮，退即消尽，不复有疮。温毒斑即成疮，古人谓毒热疮也，舍是又安得别有热毒一疮？后人谓豌豆疮，以其形似之也。温毒疮数种，豌豆疮则其毒之最者。其次水皰[③]，麻子是也。又其次麸疮子是也，如麸片，不成疮，但退皮耳。以其不成疮，故俗谓之麸疮，又与瘾疹不同。瘾疹者，皮肤发痒，搔之则瘾疹垄起，相连而出，终不成疮，不结脓水，亦不退皮，忽尔而生，复忽尔而消，亦名风尸也。世人呼麸疮，或曰麸疹即是。

【校注】

① 辨：原无，据本书目录补。

② 胗：即疹也。

③ 皰：同“疱”。

跋

洵[①]自幼即喜读《灵》《素》家言，以习举业，未暇[②]及也。匡居[③]善病，退而学医，乃得从澹安师游。师年虽高，好学弥笃，其治病皆有法度，知名震医林为不虚。日者手一编示洵曰：此予旧藏郭氏《伤寒补亡论》也，在元明时已缺一卷，今锓板[④]久无，抄本亦尠[⑤]，以其亡而补之，且将并其补者而亡之，予所不忍，其为予校雠[⑥]，将付梓[⑦]焉。受书卒读，错句讹字，所在多有，兢兢惧不胜任重负委托，悉心研求，晨夕辨难，订正者有之，阙疑者有之，割爱者有之，仍不敢稍失其真面目，以副吾师绍述之怀，庶[⑧]无湮[⑨]乎先贤之遗，而有补于斯道之用云尔。

宝山门人范洵谨跋

【校注】

① 洵：范洵谦称。

② 暇：空闲。

③ 匡居：安居。

④ 锓（qǐn　侵）板：雕刻书板。

⑤ 尠：同“鲜”。少。指稀有的，罕见的东西。

⑥ 校雠：校对。

⑦ 梓：此指印刷出版。

⑧ 庶：希望。

⑨ 湮：埋没。